Psychiatrische Familiengeschichten

Von

Dr. J. Jörger
Direktor der graubündnerischen Heilanstalt
Waldhaus bei Chur

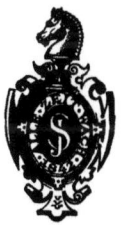

Springer-Verlag Berlin Heidelberg GmbH
1919

Alle Rechte, insbesondere das der
Übersetzung in fremde Sprachen, vorbehalten

Copyright by Springer-Verlag Berlin Heidelberg 1919

Ursprünglich erschienen bei Julius Springer 1919

Softcover reprint of the hardcover 1st edition 1919

ISBN 978-3-662-42100-0   ISBN 978-3-662-42367-7 (eBook)
DOI 10.1007/978-3-662-42367-7

Die Familie Zero.

Vorliegende Studie über die Familie Zero wurde von mir schon im Jahre 1886 begonnen und seither con amore weitergeführt, indem ich die Lebenden verfolgte, den Toten in Urkunden und Gerichtsakten nachstöberte und so Elend über Elend auf den einen Namen häufte. Der Versuchung und der Aufforderung, schon längstens eine Publikation zu erlassen, bin ich geduldig widerstanden. weil sich immer noch Neues zum Alten gesellen mußte. Jetzt aber darf ich die Arbeit abschließen, da meine Quellen am Versiegen sind. Die modernen Zeitverhältnisse mit ihrer Polizeiordnung binden meinem interessanten Völklein seine Lebensgewohnheiten ab, zwingen es in das breitgetretene Geleise des gewöhnlichen Globe-trotters und führen seine Originalität dem Untergange zu. Manche Sippen gehen an den Sünden der Väter zugrunde, andere werden brav, womit mein Interesse an ihnen aufhört.

Meine Arbeit ist nicht dem Drange entsprungen, einen Beitrag zu liefern zur „bureaukratisch-mechanischen Erblichkeitsstatistik"; sie ist auch nicht vom Bestreben angekränkelt, diese oder jene Lehre zu stützen oder zu bekämpfen. Ich hatte viele Jahre lang gar keine Absicht mit meinen Aufzeichnungen, nicht einmal die der Veröffentlichung; ich notierte lediglich aus Neugierde, was ich auftreiben konnte, was Mitbürger, Beamte, Seelsorger, Lehrer mir erzählten und was ich selbst sah und erlebte. Letzteres ist nicht wenig, da ein bedeutender Teil dreier Generationen der Zero mir näher bekannt geworden sind. Die nunmehr in das Geschichtliche eingeflochtenen Reflexionen und spekulativen Bemerkungen sind neuesten Datums und von der eigentlichen Historia leicht loszuschälen.

Angeregt wurde die Arbeit durch die vielen, auch dem Laien auffallenden Abnormitäten, welche die Glieder der Kette Zero aufweisen, wodurch sie Armen-, Gemeinde-, Gerichts- und Polizeibehörden während mehr als einem Jahrhundert viel und unangenehm beschäftigt, zeitweilig fast in Verzweiflung gebracht haben. Als Abirrungen vom gewöhnlichen Familientypus führe ich zur vorläufigen Orientierung an: **Vagabundismus, Verbrechen, Unsittlichkeit, Geistesschwäche und Geistesstörung, Pauperismus.**

Die Zero sind keineswegs die einzige derartige Familie unseres Landes, es gibt noch verschiedene ähnliche; aber sie sind wohl die zahlreichste und durch die Leistungen einzelner ihrer Vertreter ganz besonders ausgezeichnet und unrühmlich bekannt. Meine Forschung umfaßt über 310 Personen, wovon mit den zugeheirateten Frauen noch ca. 190 am Leben sind. Ich kann aber nicht behaupten, daß ich alle Zugehörigen des Geschlechtes eingefangen hätte, denn es taucht aus der Versenkung noch hier und da einer auf, dem der Nachweis der Zugehörigkeit oder der unehelichen Abkunft von einer Zero-Jungfrau gelingt, zum. nicht geringen Verdrusse für den Säckelmeister der Heimatgemeinde.

Meine Tabellen hat schon einmal Dr. Delbrück - Bremen zu einer vorläufigen Mitteilung benutzt (Korrespondenzblatt für Schweizer Ärzte Jahrg. 1896, S. 303). Alle Personen- und Ortsnamen meiner Arbeit sind, um mancherlei Rücksichten willen, fingiert, aber streng nach einem eigens angelegten Vokabularium angewendet.

Die Heimat der Zero, Xand, ist ein einsames Bergtal der Schweiz von 700—800 Einwohnern, das bis in neuere Zeit eine Oase im vollen Sinne des Wortes, durch geographische, sprachliche, religiöse und politische Schranken von der Umgebung stark abgeschlossen war, also ein Ort, wo sich Rasseneigentümlichkeit und Rassenreinheit sehr gut entwickeln und erhalten konnten.

Infolge dieser Abgeschlossenheit kamen Ehen unserer Bergbewohner mit Auswärtigen in den Jahrhunderten, die für meine Geschichte von Bedeutung sind, recht selten vor. Ich habe die Stammbäume sämtlicher Geschlechter des Tales bis zu Anfang des 17. Jahrhunderts vor mir und auf dies hin durchgesehen. Ja, eine Zeitlang bestand seitens der größeren und mächtigeren romanischen Nachbarschaft gegen unsere deutschen Bergler sogar eine Eheverbot, der Absicht entsprungen, dadurch dem Vordringen des Deutschen entgegenzuarbeiten. Die Einwohner unseres Tales, ein Zweig der sog. deutschen Walserkolonien, sind allgemein arbeitsame Bauersleute, sparsam, ernst, vorsichtig; wie die Söhne des Gebirges religiös, sittenstreng und nüchtern. Alkoholismus ist dort selten. In den meisten Familien gibt's und gab's jahraus, jahrein überhaupt keinen Alkohol. Familiensinn, Kindes- und Elternliebe, Anhänglichkeit an die heimatliche Scholle und eine durchgehends gute geistige Begabung werden ihnen nachgerühmt. Da die mageren Triften die durchgehends recht fruchtbaren Familien nicht zu ernähren vermögen, bestand von alters her eine starke Auswanderung. Die Leute machten sich in der Fremde gut, erlangten geachtete Stellen, blieben mit der Heimat und den Angehörigen daselbst in regem Verkehr und kamen gern, wenn sich ihre Verhältnisse gut gestaltet hatten, wieder ins Heimattal, wo sie heirateten und ihre Tage bei emsiger Arbeit beschlossen. Fremde Weiber brachten sie fast niemals mit.

Ganz anders die Zero. Sie heiraten fremde Weiber, treiben sich herum, trinken, gelangen nie zu irgendeinem nennenswerten oder dauernden

Besitze und viele von ihnen betreten die Heimat nur ungern unter Polizeibegleitung.

Wegen dieses ganz eigenartigen Verhaltens wurden die Zero von ihren Mitbürgern seit langem als fremdartiges Element ausgeschieden, gemieden und als unzugehörig betrachtet. Man nahm allgemein an, sie seien eingewandert und der Gemeinde aus der Horde der Heimatlosen oder fahrenden Leute zugefallen. Vielfach hat man sie auch kurzweg mit den Feckern, die sich in der Mittelschweiz herumtrieben, oder gar mit den Zigeunern in einen Tiegel geworfen.

Die Zero gehören nicht zu den Feckern; ebensowenig stehen sie in irgendeinem Zusammenhang mit den Zigeunern. Sie haben nichts Orientalisches an sich, ihre Musik z. B. hat nichts Fremdartiges, keine echte Poesie, ihre Geheimsprache (wovon später) ist nicht die Zigeunersprache und auch nicht die Feckersprache der heimatlosen Lony. Sie ist aber identisch mit dem Jennischen, oder ein Reis desselben, das die Zero offenbar durch ihre Heiraten (Markus, Golder) aus dem Deutschen Reich herbezogen haben. In der Sprache des Hanikel finde ich gleiche Ausdrücke, wie bei den Zero.

Erst neuere genealogische Untersuchungen haben dargetan, daß die Zero von jeher Bürger von Xand waren. Sie sind väterlicherseits, gleich den Angehörigen verschiedener anderer fahrender Geschlechter, vulgo Keßler oder Spengler, unseres Landes, nichts als verkommene Bauern, die sich das Gewerbe der Heimatlosen aneigneten. Mütterlicherseits dagegen haben die Zero ihre Wurzel in den Heimatlosen, weshalb ich den letztern zunächst eine kleine Aufmerksamkeit erweisen muß.

Die Heimatlosen, die Recht- und Ehrlosen des Mittelalters, bekannt als Musikanten auf Streichinstrumenten, als Schinder, Schweineschneider, Hundescherer, Pferdemetzger, Leineweber (die Leineweber haben eine saubere Zunft) usw. waren einstmals ein kleiner Staat im Staate. Sie hatten ihren eigenen Vogt, „König der Keßler", deren erster Graf von Werdenberg-Heiligenberg war. Später besorgten die Grafen von Hohenems das wichtige und heimelige Amt. — Das Vagantentum ist in seiner ursprünglichen Einrichtung der Heimatlosen nichts anderes, als eine soziale Form, eine besondere, „saubere" Art, ein Leben zu fristen, das den vielfach von Haus und Hof vertriebenen Leuten aufgezwungen wurde. Mit der Zeit entwickelte sich aber aus den gesellschaftlich, rechtlich und moralisch brutal Mißhandelten eine sehr selbstbewußte, unheimliche und lästige Horde. Ihr König Georg von Werdenberg mußte schon 1496 den Schutz der Eidgenossen anrufen „für die von ihm und seinen Vorfahren diesfalls vom Reich erlangten Freiheiten, damit die fremden, verlaufenen Abenteurer, welche die Welt betrügen, gezähmt werden."

Es fragt sich nun, ob in dem vagierenden Leben und Treiben die

Ursachen zu suchen und zu finden sind für die vielfache und auffallende Entartung, der wir im Verlaufe meiner Vagantengeschichte begegnen werden.

Das Leben des Vaganten hat zunächst auch eine Lichtseite. Es umschließt eine Reihe kräftigender, gesunder Faktoren, die geeignet waren, ein körperlich starkes Geschlecht zu zeitigen und zu erhalten. Obschon das Wanderleben des Vaganten von dem idealen des milchtrinkenden Patriarchen und Nomaden sich stark unterscheidet, wirken doch der Aufenthalt im Freien, das Wandern in Wind und Wetter, das Nächtigen im duftigen Heustall, unter Büschen und Tannen so stählend und abhärtend, daß auch die Anhänger und Förderer der vortrefflichen Landerziehungsheime ihre helle Freude daran haben müßten. Mit großen Kämpfen war das Leben des Heimatlosen und seiner Nachfolger, nachdem sie zum Bewußtsein ihrer Macht gelangt, auch nicht verbunden. Diese Leute hatten die wenigsten Sorgen. Sie fragten sich wohl selten, was werden wir essen, was trinken, womit uns kleiden, denn der Herrgott nährte sie wie die Vögel des Himmels und kleidete sie wie die Lilien des Feldes. Die Vielseitigkeit ihrer fast konkurrenzlosen Künste garantierte ihnen, abgesehen vom nie versagenden Ertrag des Bettels, jederzeit lohnenden Erwerb.

Viel breiter als diese Lichtseite ist aber der dunkle Schatten. Eine Menge Gefahren umschlichen die vagierende Horde. Infektionen dezimierten ihre Kinder und führten manchen Erwachsenen dem Siechtum zu. Mehr in Gefahr noch waren Nerven und Psyche. Das Leben des Vaganten führte zu einem erschlaffenden **Leichtsinn** und durch diesen zu einer **hereditären Armut**, welcher sogar das Verlangen, wenigstens das werktätige Verlangen nach Besitz völlig abging, ja den Besitz geradezu zum Gegenstand des Spottes werden ließ. Der Mangel einer ethisch-moralischen Erziehung, die ungebundene Freiheit und anderes führten zur breiten Unsittlichkeit, und Begriffe von Ehre, die noch etwa vorhanden, trieben Polizeistock und allgemeine Verachtung gründlich aus. Die größte der Gefahren jedoch war der **Alkoholismus**, welcher auch in meiner Geschichte eine so große Rolle spielt, daß sie klingt, wie ein garstiges Lied auf den Schnaps. Bei solchen, jahrhundertlangen Schädigungen läßt's ich voraussehen, daß dem eingeborenen Vaganten ein vom Urahn begründetes, vom Ahnen gehäuftes, unheilvolles **Erbe von moralisch-ethischem Schwachsinn** zufallen mußte. Zu diesem ererbten Besitze treten im Leben jedes einzelnen die gleichen, genannten Momente als **exogene Faktoren der Entartung** hinzu. Selten wird einer ihrem Einflusse entrinnen. Er wird der Unsittlichkeit und dem Verbrechen um so eher verfallen, je eifriger er im Strome mitzuschwimmen gezwungen ist, und wo immer einer so recht auf Abwege gerät, sind neben der erblichen Anlage das eigene Potatorium (Trunksucht) und der Faktor seiner sozialen Stellung als Vagant, die Verführung und das böse Beispiel Mitursachen des Verderbens. „Jedes Verbrechen ist das Produkt der Veranlagung und Erziehung, des individuellen Faktors einerseits, der sozialen Stellung andererseits". (Aschaffenburg.)

Als älteste Nachricht über das Geschlecht Zero findet sich im Archiv der Heimatgemeinde eine Urkunde aus dem Jahre 1551, in welcher ein Ammann (Gemeinde- oder Talvorstand) Peter Zero genannt wird. Etwas später ist ein Ammann Eugen Zero aufgeführt. Eine lateinische Urkunde vom Jahre 1727 erzählt von der Taufe eines Karl Eugen Zero, bei der reiche, adelige Leute von auswärts als Taufpaten zugegen waren. Daraus ist zu schließen, daß das Geschlecht Zero ein altes Xandergeschlecht und die Vorfahren in Achtung und Ansehen gestanden haben müssen.

Alle gegenwärtigen Zero von Xand lassen sich auf **einen Stammvater** zurückführen, einen Andreas Zero, geboren 1639, der wie sein Vater Mühlenbesitzer einer noch bestehenden Mühle im Hofe Planum war. Dieser Hof ist bis in unsere Tage fast ausschließlicher Wohnort und Absteigequartier der vagabundierenden Zero geblieben. Das Müllergewerbe scheint der Familie eigen gewesen zu sein, da auch eine andere Mühle in einem anderen Hofe früher im Besitze des Geschlechtes war.

Von den beiden Söhnen des Andreas (s. allg. Stammbaum) gehen in der Folge drei Linien aus, von denen die zweite die Vagabunden umfaßt. Die Angehörigen der ersten und dritten Linie, zur Zeit sehr zahlreich, sind fast ohne Ausnahme solid und begütert. Es finden sich darunter Leute mit ganz großem Vermögen und an hohen Ehrenstellen des Landes. Sie sind durchwegs große, kräftige und schöne Menschen.

Es fragt sich nun, wie bei den vagabundierenden Zero die Abweichung von diesem gesunden und wackeren Familientypus zustande kam.

Bedenklich mag erscheinen, daß der Stammvater Andreas eine Blutsverwandte aus dem Geschlechte der Lauter zur Frau hatte und die erste Frau seines Sohnes ebenfalls diesen Namen trug. Die Lauter sind nicht unverdächtig, denn 1713 weisen sie schon eine Geisteskranke auf, die sich im Wahnsinn das Leben nahm. In unseren Tagen ist der Zweig dieses Geschlechtes, dem die obige Kranke angehörte, in folgender Weise degeneriert: Fünf Geschwister, wovon drei Brüder geisteskrank oder hochgradig abnorm, die eine Schwester hat im Wahnsinn geendet, die andere zeigt Spuren von Irrsinn. Einer dieser Brüder hat hinterlassen: einen intelligenten Sohn von auffälligem Charakter, eine schwerhörige Tochter mit Sonderlingsnatur, eine Tochter mit Paranoia (Verrücktheit), einen stummen Sohn mit reizbarem Schwachsinn und eine Idiotin.

Irgendeine Wichtigkeit darf ich nun dieser Verwandtschaft nicht beilegen, doch mag sie immerhin der Vollständigkeit halber erwähnt sein.

Nach allgemeiner Meinung soll der Hang zum Vagabundieren durch fremde, leichtsinnige, vagabundierende Weiber ins Geschlecht hineingekommen sein und sich durch ebensolche Heiraten weiter erhalten haben. Diese Ansicht ist zweifellos richtig.

Den Stifter der vagabundierenden Familie finde ich in Paul Alexius Zero, dem Enkel des Andreas, welcher angeblich 106 Jahre alt geworden sein soll. Höchst wahrscheinlich ist er selbst schon ein vagabundierender Kesselflicker gewesen, da weder er noch seine Frau in der Heimat gestorben sind und der Name der letzteren nirgends aufgezeichnet ist. Ein Chronist sagt von diesem Paul Alexius, daß er eine reiche Frau aus der italienischen Valle Fontana, für die man viel große Kessel und andere Sachen nach Xand transportiert, geheiratet habe. Diese Nachricht ist ironisch zu nehmen, denn Valle Fontana war früher und ist noch heute die Heimat und ein Dorado der Kesselflicker, und der Chronist, der übrigens auch an anderen Orten den gleichen Schalk verrät, will mit seiner Erzählung nichts anderes sagen, als daß Paul Alexius eine italienische Keßlerin geheiratet habe. Die wandernden Kesselflicker der Valle Fontana waren schon seit Jahrhunderten ebenso bekannt, wie unbeliebt, was durch die alte Verordnung einer Landesregierung bewiesen wird, die diesen Keßlern speziell das Betreten der Landesgrenzen verbietet. Das Keßlergewerbe in diesen italienischen Gegenden bringt man in Zusammenhang mit den dortigen etruskischen Gräberfunden und der Kenntnis der Etrusker im Verarbeiten des Kupfers.

Der einzige Bruder des Paul Alexius, welcher eine andere Mutter (Scholler) hatte, bekleidete ein Amt und genoß Achtung und Ansehen in der Gemeinde. Er ist der Stifter der dritten guten Linie der Zero mit einer Frau aus jenem Geschlechte, welches auch die Stammutter der ersten Linie geliefert hat. Dies Geschlecht ist nebenbei bemerkt seit 1816 ausgestorben. Man dürfte versucht sein, auch wieder hier dem Weibe einen Einfluß zuzuschreiben.

Paul Jos, Sohn des Paul Alexius, wandelte auf väterlichen Pfaden und heiratete eine Markus aus der heute noch vagabundierenden Familie Markus, welche ursprünglich aus dem Deutschen Reiche herkam und den Heimatlosen angehörte. Durch diese Verbindung gelangte nun der Vagabundismus regelrecht und dauernd in die Familie Zero hinein. Die späteren Zero sind also Nachkommen einer interessanten Verbindung des deutschen Walsers oder Gebirgsbewohners mit den italienischen Keßlern und den Heimatlosen, wobei der väterliche Charakter und das väterliche Gewerbe im zugeheirateten mütterlichen untergingen.

Allgemeiner Stammbaum der Zero von Xand.

{ Jeremias Zero, Mühlenbesitzer
  Ida Fischer aus Graustein

Andreas Zero, Mühlenbesitzer, geb. 1639 } Blutsverwandte
Ida Olga Lauter aus Xand

{ Ernst Zero, geb. 1670
  Olga Lauter und Christina Scholler

{ Paul Alexius Zero, gest. 106 J. alt (?),
  Stammvater der vagabund. Zeros
  Frau aus Valle Fontana unbekannten Namens

{ Paul Jos Zero, geb. 1722 (?), gest. 1829
  Olga Elsa Markus von Bernau, stammt aus Deutschland

{ Paul.Ed.Zero, gest. 1801, Beamter
  Ida Olga Frohmann

Zweite Reihe gutsituierter Zeros

{ Paul Zero, geb. 1666
  Sina Frohmann aus Xand

1. Karl Zero, 2. Paul Zero,
Erste Reihe gutsituierter Zeros

3. { Peter Zero
     Olga Ammann aus Xand

{ Fr. Anton (Primo) Zero, geb. 1772, gest. 1835
  Prima Zero

1. Prima Zero, geb. ? in Rußdorf, gest. 1817 (**Tab. I**)
   Primo Zero, geb. 1772, gest. 1835

2. Secondo Zero, geb. 1772 in Sondershofen, gest. 1853 in Kossingen (**Tab. II**)
3. Terzo Zero, geb. 1774 in Audorf, gest. 1849 (**Tab. III**)
4. Quarto Zero, geb. 1777 in Thumbach, gest. 1866 (**Tab. IV**)
5. Quinto Zero, geb. 1779 in Bernau, gest. ? (**Tab. V**)
6. Sestino Zero, geb. 1785 in Thorberg, gest. ? (**Tab. VI**)
7. Settimino Zero, geb. 1791 in Rinzell, gest. 1861 zu Oberau (**Tab. VII**)

Paul Jos Zero-Markus zog als Kesselflicker im Lande herum, war ganz arm und suchte seine Nahrung in den letzten Lebensjahren durch Bettel von Haus zu Haus. Er starb auswärts als „venerabilis senex", wie der Chronist sagt, im Jahre 1829, und soll laut Überlieferung 102 Jahre alt geworden sein. Er hatte in seinem Leben keinen festen Wohnsitz, was die Tatsache am besten beweist, daß seine sieben Kinder alle an verschiedenen Orten geboren sind (s. allg. Stammbaum). Seine einzige Tochter heiratete einen Zero aus der ersten guten Linie und schlug so eine Brücke zwischen Gut und Böse.

Die sieben Kinder des Paul Jos mit ihren Nachkommen sind der Inhalt der sieben Tabellen. Sie bilden mit Paul Alexius und seiner Frau aus Valle Fontana als Stammeltern die III. vagabundierende Generation. Die Angehörigen der folgenden Generationen habe ich der Übersichtlichkeit wegen in meinen Tabellen also bezeichnet: die vierte Generation mit römischen Zahlen, die fünfte mit arabischen Zahlen, die sechste mit lateinischen und die siebente mit griechischen Buchstaben. Gleiche Züge sind durch Unterstreichungen hervorgehoben.

In körperlicher Beziehung trifft man unter den Zero die verschiedensten Gestalten und Formen; in der einen Familie herrscht der blonde, germanische, in einer anderen der stark dunkle, italienische Typus vor. Große, schön gewachsene Männer sind verhältnismäßig selten, der mittlere und kleine Wuchs ist weit häufiger. Bei fast allen, wenigstens den früheren Leuten, war der kurze Schritt und ein hüpfender, trippelnder Gang bei gerader Haltung auffällig zum Unterschied vom langen, bedächtigen Bergschritt der etwas nach vorn geneigten, übrigen Talbewohner. Intelligente Gesichter wechseln mit häßlichen durch Strabismus, Schnapsgenuß und Blatternarben entstellten oder von Haus aus blöden Gesichtern. Die bekannten Degenerationszeichen trifft man auch, aber nicht gerade häufig. Eine Anzahl Schädelmessungen ergaben im Durchschnitt hohe z. T. auffällig hohe Maßzahlen.

Manche Zero sind intellektuell schwach begabt; die meisten leisteten in der Schule wenig. Dies wohl auch wegen Mangel an gutem Willen, weil ihnen die Schule als unnötiger Zwang erschien und sie seitens der Eltern geradezu zum Widerstand verleitet wurden. Bei manchen glaubt man einseitige Begabung für mechanische Künste und Handarbeiten beobachtet zu haben.

Die gewaltig veränderten gesellschaftlichen Verhältnisse haben ihre Karawanen nunmehr zerrissen und dezimiert, manche sind seßhafte „Hocker" geworden, andere, wenige, wurden vom Bettel und von der Straße weg in die Fabriken hineingetrieben. Früher in ihrer Idealzeit, wo der Polizist noch eine seltene, harmlose und humoristische Erscheinung war, übten sie ein Wanderleben ähnlich dem der Zigeuner. Zur Sommerszeit zogen sie mit Kind und Kegel herum, einzeln, zu mehreren oder in Karawanen. Ihr Exkursionsgebiet war das engere Vaterland, darüber hinaus gingen sie selten. Mit einem Hausierwagen, dem ein ehrwürdiger Gaul oder ein lahmer Esel vorgespannt war, von einer Hundemeute umkläfft, verfolgten sie ihre Straße als Lumpensammler, Knochensammler, Geschirrverkäufer, Hausierer mit Kurzwaren, als Kesselflicker, Spengler, Korbflechter, Kaminfeger. Den Mangel eines Zugtieres mußten oft genug die Frau und die älteren Buben ersetzen, während der Mann, die Pfeife im Gesichte und eine Feder auf dem alten, zerdrückten, schief im Genicke sitzenden Hute gravitätisch hintendrein trippelte. Die Kinder liefen barhaupt und barfuß, die Weiber in schlechtem, phantastischem Gewande aus zusammengerafftem Zeuge. Die Mädchen kamen in langen zerfranzten Schleppen einher und bisweilen sah man auch ein Stück reparaturbedürftiger Krinoline. Männer wie Frauen trugen an mehreren oder allen Fingern Ringe von minderwertigem Metall, aber geheimnisvoller Kraft und mit allerlei Anhängseln. Das Gesicht des Keßlers war immer schwarz; gewaschen hat er sich fast nie, und da er in der Regel dabei alt wurde, erbrachte er den Beweis, daß der Dreck gesünder ist als die beste Wasserkur. Fremde Hunde anzulocken, zu verkaufen oder zu schlachten, war ihre kleine Liebhaberei, weshalb beim Erscheinen ihres Wagens oder einer ihrer Gestalten alle Köter des Dorfes in unbändige Wut gerieten. Das Gewerbe des Schinders, d. h. desjenigen Anatomen, der verendete Tiere gegen Entgelt entfernt und zum eigenen Genusse herrichtet, betrachteten manche als ihr Vorrecht, wodurch sie vielfach in einen bösen Ruf und in den Geruch der Hexerei gerieten. Als Wahrsager, Kartenschläger und Quacksalber hatten viele von ihnen Kundschaft und Zutrauen, weil man hoffte, den Teufel durch den Beelzebub austreiben zu können. Viele standen im Rufe halber oder ganzer Hexerei, speziell die steinalte Großmutter der Karawane vertrat diese Firma. Man erzählte z. B. von ihnen, daß sie an einem klapperdürren Heustock ihr Küchenfeuer anzünden, ohne daß das Heu auch nur schwarz werde. Handorgel, Mundharmonika, Streichinstrumente und Trommel waren ihre musikalischen Instrumente, mit denen sie sich auf Märkten und in Tanzstuben nicht große irdische Schätze, wohl aber feste Räusche verdienten.

Das tätige Element im Hausieren und Betteln war die Frau unter Mithilfe der Kinder. Sie kannte die guten Häuser und die guten Weiber des ganzen Landes, sie wußte, wann der Bauer abwesend und die Frau allein zu Hause, sie wußte, wo man mit Gebet, wo mit Drohung, wo mit List zum Ziele gelangen konnte, welche Worte, welche Schmeichelei besonders gefielen, an was die Hausfrau Überfluß hatte und welche Waren ihr gebrachen. Der Mann saß während alldem im beschaulichen Schatten des Zeltdaches, am Karren beim Flicken oder heimlicherweise beim Schnapse, während Frau und Kinder die Gegend abgrasten. Man konnte die Leute, insonderheit die Frauen, nicht als arbeitsscheu schelten, sie waren rührig, taten viel, nur nicht was andere, und ihr Grauen vor der schweren bäuerlichen Arbeit war unheilbar. Ihre Signatur war der Leichtsinn, der allen Gewinn sofort verschleuderte und die Sorge von neute auf morgen völlig vergessen ließ.

Ihr Ehrgefühl stand auf dem Gefrierpunkte. Beschimpfung und Scheltworte ließen sie kalt. Empfangene Wohltaten machten auf sie den gleichen Eindruck des Geschäftsmäßigen, wie die grobe Abweisung, erstere konnten sie nicht gewinnen und bessern, letztere nicht vertreiben. Gegenüber der Macht und dem Gesetz zeigten sie sich feige. Ihre Drohungen, die so gefürchtet waren, blieben leere Worte und Mittel zum Zweck. Gefährlich waren sie eigentlich nur im Raufhandel unter dem Einfluß der Berauschung durch Schnaps oder Liebe.

Ein ausgeprägter Kastengeist war ihnen eigen. Sie standen unbedingt zusammen und wer in seiner Gutmütigkeit ihre Händel schlichten wollte, bekam von beiden Parteien Prügel. „Ich habe sechs Geschwister; aber eigentlich sind wir zweihundert, denn wir haben alle den gleichen Vater", pflegten die Kinder auf bezügliche Frage zu antworten.

Im Innern der Familie wechselten heißeste Liebe, Zank, Streit und Prügel in der gleichen Stunde, denn variatio delectat. Zucht und Sittlichkeit waren ihnen von jeher etwas schwierige Begriffe, die selbstverständlich da schwer aufkommen konnten, wo Verheiratete, halb und ganz Erwachsene beiderlei Geschlechtes, Kinder und Hunde die gleichen Schlafstätten teilten. Außereheliche Schwängerung war daher an der Tagesordnung und verursachte 20% aller Geburten. Gewerbsmäßige Unzucht trat jedoch nirgends offen zutage, denn die Zero liebten aus eigenem großem Geschlechtsbedürfnis und nicht um des Erwerbes willen, der ihnen sowieso wenig Sorge, für die ihre Sprache nicht einmal einen Ausdruck kennt, bereitete. Aus dem gleichen Grunde befaßten sie sich auch nie mit Vaterschaftsklagen.

In religiöser Beziehung huldigten sie dem Kosmopolitismus. Sie liefen in die Kirche ohne besonderen Unterschied der Konfession, weils am Orte gern gesehen wurde und indirekt etwas einbrachte. Daneben blühte bei ihnen ein starker Aberglaube, der in allerlei Deutungen, geheimnisvollen Prozeduren, Gebräuchen und Behängung mit Amuletten seinen Ausdruck fand.

Im Herbst kamen jeweilen mehrere kinderreiche Familien ins Heimattal, um dort zu überwintern. Sie bewohnten abgelegene Höfe, die Kinder besuchten laut Gesetz die Schule, betrieben aber dazwischen als Hauptsache den Bettel von Türe zu Türe, womit sie fast die ganze Familie ernährten.

In späteren Jahren wurden im Frühjahr viele Kinder der Zero unter

Führung einer alten, landeskundigen Matrone, gleich einer Herde Schäflein ins Schwabenland abgeschoben, wo sie den Sommer über als Viehhirten und Bauerngehilfen ihre Dienste fanden. Man hat vielfach dieser Schwabengängerei einen schlechten Einfluß zugeschrieben. Mit Unrecht, denn Hunderte von Kindern aus anderen Familien und Gegenden, die jahrelang den gleichen Weg gingen, sind fast ausnahmslos brave, arbeitssame Menschen geworden. Auch unter den Zero finden wir mehrere, die in Schwaben seßhaft geworden und, soviel man weiß, unbescholten geblieben sind, während die Heimgekehrten entgleisten. Man kann also eher behaupten, daß das Schwabenland einigen die Rettung war. Die schlechten Elemente scheinen es draußen beim derben, schwäbischen Bauer und bei ihrer Abneigung zu bäuerlichen Arbeiten auf die Dauer nicht ausgehalten zu haben.

Ihre Frauen holen die Zero fast ausschließlich aus gleichgesinnten Geschlechtern und geben an solche bereitwillig auch ihre Töchter ab. Wo ausnahmsweise eine Heirat in eine solide Familie zustande kam, ist der regenerierende Einfluß der guten Frau unverkennbar. Es ist das auch begreiflich bei dem etwas torpiden, im allgemeinen wenig intelligenten und daher leicht bestimmbaren Wesen des männlichen Zero. Als gleichgesinnte Sippen, mit denen sie im Ehewechsel standen und noch stehen, sind zu nennen: Markus, Elster, Heiser, Golder, Bavini, Weimann usw. Aber auch unter den fahrenden Leuten gibt's eine Aristokratie und eine Demokratie, die Wolzer z. B. werden von den anderen als „vornehme Keßler" gescholten, und in meinen Tabellen kommen sie nur einmal, in neuerer Zeit, vor, während ihre große Zahl eine Menge segensreicher Verbindungen mit den Zero erwarten ließe. — Ein Einfluß der angeheirateten Frauen auf Familienleben und Nachkommenschaft scheint mir immer wieder erkennbar. Wir werden drei Schwestern Elster begegnen, die alle drei ungefähr gleiche, leicht imbezille Durchschnittsgesellen heirateten. Die Nachkommenschaft heißt bei der ersten: ein Dieb und Mörder, fünf Dirnen, ein Dieb und eine Geisteskrankheit; bei der zweiten: ein epileptischer Idiot, zwei Schwachsinnige, ein Vagabund, ein schwachsinniger Dieb, ein Falschmünzer und ein Unbescholtener; bei der dritten: zwei schwachsinnige Dirnen, zwei auffällige Charaktere und ein Unbescholtener. Die schlimmste Nachkommenschaft war also die der ersten. Die Mutter war aber auch das böseste der drei Weiber und überdies samt dem Eheherrn dem Trunke ergeben. Die besten Nachkommen hat die dritte, welche auch das ganz bedeutend bessere Weib war, als ihre Schwestern. Weiterhin werden wir auf zwei Schwestern Golder stoßen, die sich durch große Fruchtbarkeit auszeichnen.

Der Kindersegen ist bei den Zero meist groß, auffallend groß auch die Kindersterblichkeit, besonders bei den außerehelichen.

Früher räumten die Blattern stark unter ihnen auf und als Träger und Verschlepper von aller Art Kinderkrankheiten waren sie gefürchtet. Von den 300 Zeros sind im Kindesalter 74 gestorben, also 24%; die gleiche Verhältniszahl, die Demme für die Nachkommen der Trinker gefunden hat. Uneheliche Geburten zähle ich unter den 300 ihrer 62, das ist 20%. Davon sind als Kinder gestorben 32, also über 50%.

Die Sippe der Zero war während mehr als einem Jahrhundert für die kleine Heimatgemeinde eine fast erdrückende Last und der Wunsch und die Anläufe, eine Besserung herbeizuführen, sind alt. In den Jahren 1861—63 war ein energischer Kapuzinerpfarrer im Orte. Derselbe griff auf frühere einzelne Versuche zurück und nahm im Einverständnis mit der Ortsbehörde ein Radikalmittel vor. Fast alle armen Kinder, die der anwesenden Zero und andere, wurden den Eltern weggenommen und an brave Bürger zur Pflege und Erziehung verteilt. Bei den Nicht-Zero hatte das Verfahren besten Erfolg; die Kinder blieben bei den Pflegeeltern und wurden brave Bauersleute. Anders die Zero. Entweder entliefen sie alsbald der aufgedrungenen Pflege, oder sie wurden von den Angehörigen weggelockt. Die Eltern der Zero waren gegen das Verfahren furchtbar aufgebracht und reklamierten dagegen durch einen Advokaten „wegen Eingriff ins Natur- und Familienrecht". Fiat justitia, pereat mundus! Ein einziger dieser Pfleglinge blieb bis zum Austritt aus der Schule bei seinem Pfleger, wurde aber in der Folge gleichwohl nichts Rechtes. Ein anderer bekam vor Erziehung und Schule solchen Schrecken, daß er auf und davon lief, in den abgelegensten Ställen sich verbarg und überhaupt nicht mehr in die Schule zu bringen war.

Der herkulische Keulenschlag des Kapuziners nach den jungen Köpfchen konnte die Hydra selbstverständlich nicht umbringen. Da das Geschlecht der Zero durch Eintritt ins Vagabundentum verdorben wurde, kann es wohl nur durch Aufgeben desselben regenerieren. Nur die allmächtige Zeit kann durch Änderung der Verhältnisse und Vernichtung der sozialen Form die Besserungsfähigen auf gute Wege leiten, nachdem sie die Besserungsunfähigen vernichtet hat. Schon ist dieses Ende in Sicht.

Über die Opfer, welche die Heimatgemeinde den Zero bringen mußte, gibt die Armenrechnung einigen Aufschluß.

Runden wir das erste Jahr noch um 400 Fr. ab, so haben wir in zehn Jahren eine Unterstützungssumme von 14 000 Fr. oder pro Jahr Fr. 1400 in durchschnittlich 50 Posten. Daß dabei mit der Austeilung verschwenderisch umgegangen wurde, ist ausgeschlossen, denn eine Menge Gaben übersteigen die Summe von einem Franken nicht. Die jährlich verbrauchte Unterstützung verschlingt den Zins von 40 000 Fr. à 3,5%. Zu alldem kommen noch die Leistungen der Privaten und der Ertrag des täglichen Hausbettels, die auch nicht annähernd abgeschätzt werden können.

Das Unterstützungstableau lautet vom Juni 1885 bis Ende 1895:

1885 Juni bis Ende	Fr.	876,53	in	47	Posten
1886	,,	857,99	,,	70	,,
1887	,,	1141,03	,,	68	,,
1888	,,	1469,23	,,	48	,,
1889	,,	1324,87	,,	45	,,
1890	,,	960,37	,,	33	,,
1891	,,	1934,01	,,	59	,,
1892	,,	853,00	,,	51	,,
1893	,,	1413,11	,,	42	,,
1894	,,	1254,89	,,	44	,,
1895	,,	1494,14	,,	48	,,
	Fr.	13579,17	in	555	Posten

Die Zero haben außer einem vom heimatlichen Dialekt in vielen Ausdrücken und namentlich in einer gedehnten, singenden Betonung abweichenden deutschen Dialekt, der sie sofort kenntlich macht, auch noch eine eigene Geheimsprache, Jennisch genannt, von ihnen selbst auch als „Landreisigsprache" bezeichnet, da sie sich selbst auch den Namen „Landreisende" beilegen. Obschon sie diese Sprache als Geheimnis mit Sorgfalt und dem größten Mißtrauen hüten, kann ich in einem Anhang Näheres darüber bringen. — Zeichen oder Zinken, von ihnen Fritzen genannt, brauchen sie nur mehr als Wegmarkierung, während früher die einzelnen Sippen ihre Hausfritzen hatten.

Man hat die Zero auch schon kurzweg als Verbrecherfamilie gebrandmarkt. Das Urteil ist viel zu hart. Ein verbrecherischer Zug geht ja freilich durch einige der Sippen, aber die Sache im allgemeinen ist mehr auffällig durch die konsequenten Taten einzelner, als durch die Menge der Teilhaber. Bringt man die im Kindesalter Verstorbenen in Abzug, und läßt die außerehelichen Schwängerungen außer Spiel, so bleiben auf 240 Erwachsene 20 Kriminelle, das sind 8% gerichtlich Behandelte. Diese Zahl bleibt nun freilich hinter der wirklichen Kriminalität bedeutend zurück, denn mehrere Unbestrafte sind als hartnäckige Gesetzesverächter sicher bekannt, andere Vergehen sind unbekannt geblieben und wegen Kleinigkeiten, wie Dieberieen an Wäschestücken, Eßwaren, Hundediebstahl usw. pflegte man die Gerichte nicht zu belästigen, da man sich an den Keßler-Tribut geradesogut gewöhnt hatte, wie heutzutage ans Steuerzahlen. Sommer sagt in seiner Kriminalpsychologie: „Das dominierende Hervortreten einer angeborenen Anlage ist nur bei einer relativ kleinen Gruppe von Verbrechern festzustellen. Diese bilden aber den eigentlichen stark gefährlichen Kern in der mannigfaltigen Gesamtheit der Verbrecherwelt, das unverbesserliche Element, um das sich die Verführten, die ganz oder halb Schwachsinnigen, die sozial Entgleisten scharen." — Solch gefährliche Kerne waren unter den Zero der Fritz Anton in Tab. I und der Louis Karl in Tab. IV. Ihre angeborene Anlage und Unverbesserlichkeit dürfte schwer zu bestreiten sein. Speziell vom ersteren ist mit Bestimmtheit anzunehmen, daß er auch im besten Milieu ein Rauhbein irgend einer Art geworden wäre, trotz seiner nicht geringen intellektuellen Anlage. Auf die gleiche Linie mit den beiden wird noch die Lina in Tab. IV zu stellen sein und wahrscheinlich auch noch zwei Ehepaare in Tab. I und Tab. VI. Unter den übrigen Kriminellen zähle ich ebenfalls auffallend viel Schwachsinnige neben ein bis zwei rein Verführten in Tab. IV.

Die Frage der Vererbung im allgemeinen habe ich bereits früher gestreift. Einzelne Faktoren dieser Wahrscheinlichkeitsrechnung werde ich bei Besprechung der einzelnen Individuen und am Schlusse der Tabellen jeweilen hervorheben.

Nach dem bestechenden Vorschlage verschiedener Forscher, z. B. Kekule von Stradonitz (Archiv für Psychiatrie B. 35), habe ich auch die Ahnentafeln vieler Zeros konstruiert und Erblichkeitsberechnungen angestellt. Die meisten Tafeln, auch unähnlicher Früchte, sehen einander sehr ähnlich und laufen auf gleichartige, trinkende und vagabundierende Ahnen hinaus. Die Erbschaftsmasse ist also ziemlich gleichwertig, womit die Ansicht, diese Gleichartigkeit wirke besonders schädlich, auch hier eine gewisse Bestätigung findet. Zur Hälfte anders lauten die Tafeln der durch bessere Heirat Regenerierten, woraus ein Grund der Regeneration direkt ersichtlich ist.

Ich setze nur die 16 Ahnentafeln des Ehebruchskindes Paul und seiner Halbschwester Elsa (Tab. I) hierher. Ersterer war rachitisch und idiot, also körperlich und geistig elend oder degeneriert. Seine Ahnentafel zeigt eine aus Alkoholismus, Vagabundismus und geistiger Abnormität zusammengesetzte Vererbungsmasse von $2/2 + 4/4 + 6/8 + 4/16$. Aus der 16er Reihe sind zwei Glieder unbescholten, alle anderen unbekannten sind verdächtig. Überdies findet sich, wie bei der Elsa, ein Ahnenverlust, da in der 16er Reihe ein Ehepaar zweimal vorkommt. Man darf nun wohl sagen, daß das elende Produkt Paul in dieser schweren Belastung eine ungezwungene Erklärung findet. Vergleicht man damit die Ahnentafel der geistig und körperlich zur Zeit noch ungleich besseren Halbschwester, so findet man für dieselbe eine Vererbungsmasse von $2/2 + 4/4 + 3/8 + 4/16$ nebst $3/8 + 6/16$ zweifelhaften und $2/8 + 6/16$ sicher als gut bekannten Erbschaftsteilen. Die Ahnentafel der besseren Elsa ist also auch die bessere, als die des Paul, womit ich aber keineswegs behaupten oder auch nur als wahrscheinlich hinstellen möchte, daß mit dieser Bruchrechnung der Unterschied erklärt wäre,

† Paul Zero rachit. idiot.	Paul Jos Potator (Säufer) { Paul Jos Potator imbezill (schwachsinnig)	Primo Zero Potator	Peter Zero unbescholten / Olga Ammann unbescholten
		Prima Zero vagab.	Paul Jos Zero vagab. / Olga Markus vagab.
	Nana Elster Potatrix abnorm	3 ?	5 ? / 6 ?
		3 ?	7 ? / 8 ?
	Elsa Zero imbezill Dirne — Paul Jos Potator	Settimo Zero Potator	Paul Jos Zero vagab. / Olga Markus vagab.
		C. Meister vagab.	11 ? / 12 ?
	Lisa Golder vagab.	Golder vagab.	13 vagab. / 14 ?
		Imann abnorm	15 vagab. / 16 ?
Elsa Zero mittelbegabt schwieriger Charakter	Paul Jos Potator — Paul Jos Potator imbezill	Primo Zero Potator	Peter Zero unbescholten / Olga Ammann unbescholten
		Prima Zero vagab.	Paul Jos Zero vagab. / Olga Markus vagab.
	Nana Elster Potatrix abnorm	3 ?	5 ? / 6 ?
		4 ?	7 ? / 8 ?
	Elsa Polzer Potatrix geisteskrank — Ida Olga vagab.	Terzo Zero vagab.	Paul Jos Zero vagab. / Olga Markus vagab.
		Q. Reinhold ?	11 ? / 12 ?
	Paul Polzer Potator Syphilis	unbescholten	13 / 14 } unbescholten
		unbescholten	15 / 16 }

denn die Vorgänge der Zeugung sind viel zu dunkel für die lichte Arithmetik; das Gewicht eines Belastungsmomentes ist schwer zu wägen; bei der Elsa genügt der einzige trunksüchtige luetische Großvater, um den schönsten Kranz glänzender Ahnen zu blamieren.

Ein Schädling, die Vergiftung, ist mit Sicherheit aus Tafeln und Tabellen zu erkennen. Es sei ihr deshalb noch eine Betrachtung gewidmet.

In seinem Buche „Hygiene der Nerven und des Geistes" hat Forel den neuen Ausdruck Blastophthorie (Keimverderbnis) oder uneigentliche Vererbung eingeführt, um eine ganz spezielle und abweichende Art der Erblichkeit zu bezeichnen, die der Alkohol, die Syphilis und verwandte Gifte dadurch verursachen, daß sie das Keimplasma verderben. Nach dieser Auffassung werden die erblichen Determinanten durch die Gifte geändert und es wird eine neue erbliche Anlage geschaffen, die bei den Nachkommen in allerlei Entartungen (Idiotie, Epilepsie, Verbrechen usw.), in neuen minderwertigen oder pathologischen Eigenschaften sich zeigt und ihrerseits wieder durch die gewöhnliche, eigentliche Vererbung sich in weiteren Generationen fortpflanzt (Neubelastung). Wenn es nun auch, bei den mannigfaltigen Beziehungen der Gifte, speziell des Alkohols zu meiner Geschichte, recht schwer hält, ihre Haupt- und Nebenrollen zu erkennen, so kommt es mir doch vor, als wären die Familienblätter Zero ein abschreckendes Bilderbüchlein, dazu bestimmt, die Blastophthorie zu illustrieren. Zahlreich sind die Figuren, die ich als Zeugen alkoholischer Keimverderbnis ansprechen möchte; sie fehlen fast keiner Tabelle und sind so deutlich gezeichnet, daß sie auch den Laien aufgefallen sind. Ich hebe besonders hervor den Primo in Tab. I, der, obschon aus braver Familie stammend und geistig gut begabt, also mit guten Eigenschaften ausgerüstet, doch als alkoholisierter Erzeuger einen kläglichen Sohn und durch denselben eine entartete Nachkommenschaft in die Welt gesetzt hat. Wenn nun auch sicherlich manche degenerativen Elemente dieser Sippe von den Ahnen der Mutter, auf dem Wege gewöhnlicher Vererbung, herrühren, manches auch zu Lasten exogener Faktoren fällt, so ist doch höchstwahrscheinlich die Hauptursache der allgemeinen und zunehmenden Entartung in der fortgesetzten Keimverderbnis der Erzeuger zu suchen. Ähnliches ist von Tabelle VII zu sagen. Warum zeugte hier eine ordentliche Frau mit einem intelligenten Manne, der aber ein Trinker war, keine besseren Nachkommen, als ihre ethisch-moralisch mindere Schwester (Tab. VI) mit einem viel solideren, imbezillen Manne? In Tabelle VI tritt uns ein Urahn Alexius mit seiner Ehefrau entgegen, deren vereintes Potatorium angeschuldigt werden darf für Idiotie und Tod der unmittelbaren Nachkommen. In Tabelle III sodann erscheint ein Mann aus blühender Familie in der doppelten Eigenschaft eines Alkoholikers und

Luetikers. Was er zeugte, waren entsprechend klägliche Produkte, während doch hier, im Hinblick auf die väterlichen Vorfahren, die Bedingungen zu einer Regeneration gegeben waren. — Als Gegenillustration ist anderseits hervorzuheben, daß alle Regenerationen auch von relativer Enthaltsamkeit von Giften begleitet sind. Letzteres ist gewiß ein weiterer Grund für das Zustandekommen einer besseren Nachkommenschaft.

Nach diesen mehr allgemeinen Erörterungen gehe ich über zur Schilderung der einzelnen Glieder der Kette Zero.

Die sieben Kinder des Paul Jos Zero-Markus mit ihren Nachkommen habe ich, wie schon gesagt, auf 7 Tabellen verteilt, die ich nun im nachstehenden einzeln vorführen will.

A. Tabelle I. (S. 18 u. 19.)

Die Ehe der Prima Zero, einziger Tochter des Paul Jos, mit Fr. Anton oder Primo Zero stellt eine Verbindung her zwischen der ersten gut situierten Linie Zero mit den vagabundierenden (s. allg. Stammbaum). — Über die Frau Prima ist nur so viel der Nachwelt überliefert, daß sie mit ihren Eltern und Brüdern im Lande herumzog und, von ihrem Manne verlassen, jung an fremdem Orte starb im gleichen Jahre, wo sie ihr zweites Kind geboren hatte.

Ihr Mann Primo stammte aus braver, geachteter Familie, in der sich jedoch eine Geisteskranke vorfindet. Die Mutter Primos war Tochter eines Landammannes, der Vater ein geschickter Schreiner, der sich auch als Zeichner künstlerisch betätigte. Primo selbst, gut begabt, einziger Sohn seiner Eltern, hatte eine für die damalige Zeit und die abgeschlossenen Verhältnisse des Heimatortes recht gute Schulbildung erfahren, die ihn befähigte, den Privatlehrer, staatlich patentierte gab's damals noch kaum, zu machen. Er unterrichtete gegen kleinen Lohn die Kinder im Lesen und Schreiben und zeigte ihnen die vier Spezies, id est Zusammenzählen, Abziehen, Vermehren und Teilen. Die Rechnungshefte seiner Schüler handeln auch in sachkundiger Weise über die Regeldetri. Bei seinen schulmeisterlichen Bemühungen verkam er aber völlig, heiratete erst im vorgerückten Alter die Keßlerin, denn gleich und gleich gesellt sich gern, und wurde ein ausgeschämter Schnapser und Tagedieb. Seine Verdorbenheit ist nicht dem Einfluß der Frau zuzuschreiben. Im Rausche blieb er des Nachts auf den Gräbern des Friedhofes liegen oder suchte sich Quartier auf den Knochen des Beinhauses. Dieser Trinker zeugte, dank dem frühen Tode seiner Frau, nur zwei Kinder, als er selbst über 40 Jahre alt und gehörig verschnapst war.

Die Tochter Elsa, von der Mutter früh verwaist und vom Vater sich selbst überlassen, kam als junges Mädchen ins Schwabenland, verblieb

Tabelle I.

```
                                      ⎧ I. Elsa Zero, geb. 1814 in Xand,
                                      ⎪    viele Jahre Magd in Schwaben
                                      ⎪    und daselbst 1886 ledig im Ho-
                                      ⎪    spital gestorben.
Prima Zero, geb. ?, gest. 1817        ⎨
  in Rußdorf.                         ⎪
Primo Zero, geb. 1772, gest.          ⎪ II. ⎧ Paul Jos Zero, geb. 1817,  ⎫
  1835, Trinker.                      ⎪     ⎪   gest. 1882 in Bissau, Trinker. ⎬ 8 Kinder
                                      ⎩     ⎨ Nana Elster von Altkirch, geb. ⎭
                                            ⎪   1815, gest. 1878 in Bissau,
                                            ⎩   Trinkerin.
```

Bedeutung der Unterstreichungen:
——— Vagabundierend oder von Vagabunden abstammend.
— Trunksucht.
.... Geistig Abnorme, Geisteskrankheit, Idiotie, Schwachsinn.
∼∼∼ Verbrecher und verbrecherische Naturen.
⁞⁞⁞⁞⁞ Uneheliche.
· · · · · Uneheliche Zeuger, Dirnen.

1. <u>Olga</u>, geb. 1840, schielt, lebt in wilder Ehe.
   - a) Elsa, unehel. geb. 1862, gest. als Schneiderin in Brestadt 1881.
   - b) Martin, unehel. geb. 1874 in Italien.
   - c) Rudi, unehel. geb. 1864, Schneider in Fronstadt, dann in Südamerika, von dort zurück und verschollen.
   - d) Johann, unehel. geb. 1866, abnormer Charakter.

2. Fritz Anton, geb. 1843, gest. 1883, schielt, Dieb, Vagabund, Mörder usw.

3. <u>Tina</u>, geb. 1846.
   - a) Renzo, unehel. geb. 1875 in Sunstadt.
   - b) Tina, unehel. geb. 1873 in Audorf.
     - Hirsch Gustav von Lausingen.

4. Jos Paul, geb. 1848, Trinker usw., schielt.
   - I. Nesa Schneider von Tondorf, gest. 1883.
   - II. Elsa Polzer aus Xand (s. Tab. III).

   I. Ehe:
   - a) Olga, geb. 1877, gest. 1897.
   - b) Nuttin, geb. 1874, Trinker, geisteskrank, gest. 1909 an Tuberkulose.
     - Nana Zero de Paul (s. Tab. VII).
     - α) Eva, unehel. geb. 1891, gest. 1891.
   - c) Eva Esther.
   - d) Paul, geb. 1880, schwachsinnig, Trinker.
   - e) Nana, geb. 1883, gest. 1886.

   II. Ehe:
   - f) Hugo, geb. 1886, gest. 1887.
   - g) Elsa, geb. 1889, in Waisenanstalt, abnormer Charakter.
   - h) Paul, unehel. geb. 1896 von Elsa Zero (Tab. VII), gest. 1899, Idiot und rachitisch.

5. Nana, geb. 1850.
   - a) Erika, unehel. geb. 1882.
   - b) Olga Lea, unehel. geb. ?

6. Emma, geb. ?, gest. 1886.
   - a) Tina, unehel. geb. 1865.
     - Louis Oppert von Unterzell, Heirat nach Scheidung von erster Frau, Vagabund.

7. Olga Alma, geb. 1853.
   - Eugen Horbing von Ruderfurt, Dieb.
   - Olga entlief aus der Erziehung des Ortsgeistlichen, lebt im Elend.
   - a) Johann Paul, geb. 1880, schwachsinnig, Trinker.
     - α) unehel. Kind, gest.
   - b) Cäsar Karl, geb. 1882, schwachsinnig.
   - c) Olga Ida, geb. 1884, gest. 1886.
   - d) Olga, geb. 1890, gest. 1890.
   - e) Klara, geb. 1892, gest. 1892.
   - f) Lydia, geb. 1893, gest. 1893.
   - g) Karl Eugen, geb. 1895, schwachsinnig, schielt.
   - h) Paul Gregor, geb. 1898, schwachsinnig, schielt.
   - i) Lukretia, geb. 1900.
   - k) Nana, geb. 1901.
   - l) Alfred, geb. 1903.

8. Cäsar, geb. 1859, schielt, Diebstahl.
   - Selina Heiser aus Siglingen, schwachsinnig, Analphabetin.

dort, wurde Magd und starb ledig und unbescholten im Hospital. Die Auswanderung in früher Jugend, wodurch sie dem verderblichen Einfluß der Verwandten entzogen wurde, war ihr Glück und rettete ihr den ehrlichen Namen. Sie ist die weiße Taube unter lauter grauen und schwarzen Vögeln dieser Tabelle.

Der Sohn Paul Jos ist, weil als Kind verwaist und verlassen, ohne jegliche Zucht unter vagabundierenden Verwandten aufgewachsen. Seine Schulkenntnisse beschränkten sich auf die Kunst, seinen Namen hinzumalen. Der kleine, intellektuell schwach begabte, gutmütig leichtsinnige Mann mit unschönen Gesichtszügen trieb sich als Kaminfeger, Kesselflicker und Korbmacher herum, bis er sich schließlich als Schinder auswärts etablierte. Dem Schnapsgenuß huldigte er unablässig und opferte ihm mutig den ganzen Barverdienst. Von ganz rudimentären moralischen Begriffen, machte er sich nichts daraus, daß seine Töchter eine nach der anderen der Prostitution zufielen. Daß er sich an fremdem Eigentum vergriffen, ist nicht erwiesen, doch spielte er zweifellos samt Frau und Töchtern den Hehler bei den Diebstählen seines Sohnes. Wenn er etwa mit den Gerichten zu tun bekam, entschuldigte er sich offenherzig mit Schnapsrausch und schlechtem Gedächtnis. Das Potatorium des Vaters, verwahrloste Jugend und ein unheilvolles Weib werden diesen ethisch-moralischen Krüppel gezeugt und ausgebildet haben.

Das Triebrad dieser Familie war die Frau Nana, eine Analphabetin aus dem Vagabundengeschlechte Elster[1]), ein freches, brutales, verrufenes, aber gescheites Weib. Sie galt als ausgemachte Hexe, der man aus Furcht vor diabolischer Rache keine Bitte abschlagen durfte. Sie gerierte sich auch in ihren flatternden Haaren als solche, indem sie allerlei Künste, wie Wahrsagen, Kartenschlagen, Quacksalberei usw. betrieb. In bezug auf Moral und Potatorium stand sie auf gleicher Stufe mit ihrem Ehegatten. Sie starb, obwohl katholisch, ohne geistlichen Beistand. Einem Geistlichen, der ihr Vorstellungen machte, gab sie den unchristlichen Bescheid: „Ich weiß schon, daß ich dem Teufel unter den Schwanz muß, es ist mir aber gleich." Ein kräftiger prosaischer Refrain zu Goethes Poesie: „Und geht es in des Bösen Haus, das Weib hat hundert Schritt voraus!"

Dies unheimliche Ehepaar ist nun Gründer einer zahlreichen und bösen Familie geworden. Die ersten Nachkommen galten im Volke allgemein als intelligent, wohl ein Erbteil der Mutter, aber auch als moralisch verkommen, konform dem elterlichen Beispiel und Erbe.

Ich stelle den Sohn Fritz Anton, als den schwersten Jungen des

---

[1]) Die Eltern der Schwestern Elster waren: der Vater ein eingereister Schweizer, seines Zeichens Korbflechter und Schinder, galt als fleißiger Mann; die Mutter von unbekannter deutscher Herkunft war eine in jeder Beziehung übelbeleumdete Person.

Geschlechtes voran. Im Jahre 1843 geboren, hat er früh schon, 1883, vollendet, was ihn nicht gehindert hat, eine große Berühmtheit zu erlangen. Die Signalemente der Steckbriefe und eine Photographie zeichnen ihn als schmächtige Gestalt mit· steifem, braunem Haar, großen abstehenden Ohrmuscheln, tiefliegenden Augen mit stechendem Blick, starken Augenbrauen, breiter Nase mit weiten Nasenlöchern, ganz spärlichem Bartwuchs, großem Munde und dickem, kurzem Halse. — Er galt als geistig gut begabt und in der Tat lernte er außer mehreren Sprachen und sozusagen ohne Schulunterricht Lesen und Schreiben. Seine spätere Schrift, die er durch den Unterricht in den Gefängnissen vervollkommnet haben mag, ist geradezu hübsch und der sprachliche Ausdruck seiner Schriften ordentlich·gewandt.

Nach dem Sprichwort, früh krümmt sich, was ein Haken werden will, melkte er schon als Knabe des Nachts den Bauern die Kühe, behauptend, er ziehe die Milch zu Hause durch Hexerei aus der Wand. Durch diese und andere Künste kam es, daß in der Folge über seine Fähigkeiten und geheimnisvollen Abenteuer sich ganze Legenden bildeten, die er durch erlogene Erzählungen selbst nährte. Streng nach den vielen Gerichtsakten läßt sich das Folgende als tatsächlich vertreten.

Mit dem 7. Jahre entlief Fritz seinen Eltern, machte sich selbständig und wußte auf allerlei Um- und Schleichwegen nach Frankreich und Süditalien zu gelangen. Von dort kam er über die Berge nach dem Wallis, mit Betteln, Schwindeln und Zwacken sein Leben fristend. Ein reicher Herr nahm sich „des armen Kindes" an, aber dem Kinde behagte das einengende Wohlleben nicht, es entlief. Durch Zufall wurde der Schauplatz seines Betriebes entdeckt und die Polizei spedierte den Fritz nach seinem Heimatorte, den er stets ängstlich verheimlicht hatte, als er dem 10. Lebensjahre nahe war. Eine Schulstube hatte er bislang noch nicht betreten und von religiösen Unterweisungen kaum etwas gehört. Man übergab den jungen Taugenichts dem Ortspfarrer, damit er ihn in den Religionswahrheiten unterweise. Fritz konnte aber dieses Pensionat nicht aushalten, entlief in den ersten 14 Tagen und erreichte neuerdings das Italienische, wo er sein freies, ungebundenes Leben fortsetzte. Als ihm dort allmählich die Wege unsicher gemacht wurden, verlegte er seinen Betrieb zurück in die heimatlichen Täler und die angrenzenden Staaten. Die Heimatgemeinde versuchte auch aus dem angehenden Jünglinge einen seßhaften und ehrbaren Handwerker zu konstruieren und übergab ihn einem Meister. Der Ärger des letzteren war von kurzer Dauer, weil der Lehrjunge alsbald verschwand.

In der Folge wanderte Fritz zuweilen auf väterlichen Pfaden, zuweilen mit verwandten oder ähnlichen Sippen, wie es sich gerade traf, als Kaminfeger, Korbflechter, Hausierer, Kesselflicker im Lande kreuz und quer. Er kannte noch andere Hantierungen, z. B. die Schneiderei, in der er als Spezialität die Anfertigung von Männerkleidern aus gestohlenen Frauenröcken betrieb.

Um die Jahre 59 bis 61 durchstreifte unser Fritz als Kaminfegerjunge verschiedene Gegenden und diente auch unter den garibaldischen Jägern in Italien. Ob er die vielen Heldentaten unter Garibaldi, von denen er später am Schnapstische haarsträubend zu erzählen wußte, wirklich vollführt hat, ist fraglich.

Im Jahre 1863 machte er in der Heimat den obligaten Militärdienst, von wo an er, nach eigenem Geständnis, „nicht mehr habe recht tun können" (als ob er früher je einmal recht getan hätte) „und von einem Loch (Gefängnis) ins andere gewandert sei". Denn allmählich wurde seine irdische Laufbahn noch belebter und unsicherer, weil sich die Strafrichter in seine Angelegenheiten einmischten. Kaum 20 Jahre alt war er bereits richterlich bestraft. Weil er einiges Kupfergeschirr in den Alphütten gestohlen hatte, verurteilte ihn ein Gericht zu 4 Tagen Gefängnis und 15 Rutenstreichen. Dieser Premiere folgte im Jahre 1863 ein Einbruch in ein verlassenes Schloß, wo er vergrabene Schätze zu heben hatte. Er stieß in einem Zimmer auf das zusammengefügte Skelett eines Arztes, des früheren Schloßeigentümers, erschrak und floh unter Mitnahme verschiedenen Zinngeschirres. Draußen empfing ihn die Polizei und sperrte ihn ein; er aber entzog sich der Rede und Antwort des Nachts durch die Flucht aus dem Fenster.

Diese Aufmerksamkeit, welche ihm seitens seiner Mitbürger zuteil geworden war, veranlaßte ihn, schleunigst über die Berge in einen Nachbarstaat auszuwandern, wobei er vom Regen in die Traufe geriet. Fechtend schlich er sich in ein Haus und ließ eine silberne Uhr mit goldenem Schlüssel mitlaufen. Anderen Tages fand er in einem anderen Hause neue Stiefel, einen Regenschirm usw., die er mitzureisen zwang. Für all das erhielt er sofort vom Gerichte eine monatliche Haft, 25 Stockstreiche, öffentlich verabfolgt, und 10 Jahre Landesverweisung. Unvorsichtigerweise wandte er sich wieder der Heimat zu und fiel dort neuerdings den Schloßanwohnern in die rächenden Hände, die ihn mit 40 Tagen Einsperrung und 15 Rutenhieben bedachten. Ein anderes Gericht von milderer Gesinnung spendete ihm wegen Diebstahl nur vier Tage Gefängnis. Mittlerweile war das Jahr 64 angebrochen, in welchem Fritz zunächst wegen Fälschung der Heimatschriften prozessiert und 4 Tage lang eingesperrt wurde. Ganz das nämliche begegnete ihm auch später im Jahre 69. — Nun wurde er im Jahre 64 der Heimatgemeinde zugeschoben. Was sollte er dort Gescheites anfangen? Er plünderte den Opferstock der Dorfkirche, den einer Hofkirche und machte zu gleichem Zwecke einen Besuch in der Kirche einer Nachbargemeinde. Als die Polizei ihm zu beobachten anfing, kalkulierte er: „Der Polizist ist schlau, der Fritz aber noch schlauer", sprach's und verzog sich nach den warmen Gefilden Italiens, wo er in nicht näher bekannten Zeiten auch wiederholt bestraft wurde.

Eine Spezialität seines Diebesgewerbes bestand in der Plünderung der Opferstöcke katholischer Kirchen und Kapellen. Es sind das aus Blech oder Eisen geschmiedete, kleine Truhen, welche fest in Mauer oder Holz eingelassen sind. Er pflegte diese Kästchen jeweilen wegzureißen, fortzutragen und in Muße zu öffnen, während andere Opferstock-Spezialisten seines Gelichters sich der Leimrute bedienen, womit sie das Geld durchs Einwurfloch herausfischen. Bei diesem Geschäfte bediente sich Fritz allerlei Tücken und Listen, um gerade Leute zu täuschen. Einstmals, als er es auf einen Opferstock mitten im Dorfe abgesehen hatte, wo er leicht beobachtet werden konnte, zog er einen langen Mantel an und wanderte bedächtig im Mondenschein zwischen den Gräbern des Kirchhofes hin und her. Eine Frau, die ihn richtig aus dem nahen Hause erspäht hatte, hielt ihn in ihrem frommen Sinne für den unruhigen Geist eines Abgestorbenen und sprach „für die arme Seele" ein tief gefühltes Gebet, sich wohl hütend, sie zu stören. — Ein andermal war er abends in eine einsame Kapelle eingedrungen. Ein vorübergehender Bauer und dessen Knabe hörten ihn drinnen arbeiten und beschlossen, den Schelm lebendig zu fangen. Der Bauer stellte sich mit einem Zaunpfahl bewaffnet an die Türe, während der Knabe aus dem Dorfe Hilfe herbeiholte. Wie nun Fritz auf das drohende Gebrüll des Belagerers, der die Hilfe nahen sah, aus der Türe schleichen wollte, hieb ihm der riesenlange Bauer mit voller Wucht den Sparren auf den Kopf, so daß der Dieb wie ein vom Schlächter getroffenes Kalb in den Staub sank. In der Meinung, des Guten zuviel getan zu haben, erschrak der Bauersmann, ließ den Sparren fallen und beugte sich mitleid- und reuevoll über den Leblosen. Da bewegte sich der vermeintlich Tote, rollte sich wie eine Kugel auf, kollerte den Abhang hinunter und verschwand im Gebüsche, den Bauer, den Sohn, den Sparren und die zu Hilfe herbeigeeilte Mannschaft in Staunen und Verwunderung zurücklassend. Fritz gab später die Aufklärung, der Bauer habe ihn gar nicht getroffen, er hätte sich nur tot gestellt, um dem gefürchteten Prügel zu entrinnen.

In einem italienischen Städtchen leistete Fritz folgenden Streich, der dem erfindungsreichen Odysseus alle Ehre gemacht hätte. Er trat in ein Geschäft für katholische Kultusgegenstände, traf den Eigentümer des Ladens allein und gab sich als Käufer eines Meßgewandes aus. Nachdem er unter angemessener Wichtigtuerei seine Wahl getroffen, bat er den Geschäftsherrn das Gewand anzuziehen, damit er es noch an der Figur betrachten könne. Bereitwilligst willfahrte der gefällige Verkäufer und stellte sich in vollem Ornate vor den Fritzen hin. Dieser jedoch besann sich eines andern, griff mit sachkundiger Hand in die offene Ladenkasse, räumte sie gründlich, grüßte und verschwand aus der Türe.

Der falsche Priester jagte kurz entschlossen hintendrein durch Gassen und Straßen, wo alsbald ein Auflauf entstand. Der Priester schrie: „Haltet den Schelm", Fritz rief: „Bändigt den Verrückten." Da der Schein völlig gegen den Ladenbesitzer sprach, wurde er festgehalten, während dessen der Dieb mit seiner Beute verschwand.

Solche Geschichten machten ihn selbstverständlich auch in Italien unbeliebt, weshalb er schon im Jahre 64 wieder in die Heimat kam, wo man ihn, wie recht und billig, alsbald wegen der geplünderten Opferstöcke einsperrte und verhörte. Er hätte nun nach Amerika auswandern sollen. Da aber aus dem Plane nichts wurde, steckten ihn die Behörden in die Zwangsarbeitsanstalt. Wie zu erwarten, desertierte er dort in der ersten Woche, weil er nach seiner Meinung „nichts Gutes lernen konnte". Er ging über die Grenze, stieg durch ein Fenster in ein Haus und entwendete Kleider und Wertsachen im Betrage von 80—90 Fr. Sofort arretiert und geständig, denn mit unnützem Leugnen hielt er die Leute nie lange auf, faßte er für diese Tat 30 Stockstreiche und die Ausweisung. Er betrat ein anderes Land, wo er früher schon wegen Diebstahl eingesperrt, mit 30 Rutenhieben bedacht und ausgewiesen worden war. Diese bittere Erfahrung vermochte ihn von neuer Tätigkeit nicht abzuschrecken. Er erbrach längs der Bahnlinie fünf Wärterhäuschen und nahm aus einem derselben 66 Franken, wofür er von Gerichts wegen anderthalb Jahre Zuchthaus und die Landesverweisung erhielt.

Anno 66, nachdem Fritz seine Freiheit wiedererlangt und heimtransportiert worden war, sah man ihn neuerdings in den heimatlichen Tälern an der Arbeit. Er entwendete einen Opferstock und zu verschiedenen Malen Kupfergeschirre, ohne welche er keinen Hausierhandel anfangen konnte. Selbstverständlich wurde er für all das von den Gerichten angemessen bestraft.

In der Folge schüttelte er den vaterländischen Staub von den Füßen, denn im Jahre 67 wurde er im Deutschen Reiche angehalten, wo er sich mit seiner Geliebten, „der jungen Blonden", einer Tochter aus dem Geschlechte der Mutter, herumtrieb. Er reiste damals mit einem Passe, der auf den Namen eines Italieners, „che va in Francia, Svizzera ed Africa", lautete. Dies deshalb, weil man in Deutschland das Italienische nicht verstand. Man trennte das Paar mit brutalem Unverstand, worauf Fritz einige Wochen später allein in einem Orte der Schweiz in Haft geriet.

Das Ende des Jahres 68 sah ihn mit seiner Blonden wieder glücklich im Lande der Väter vereinigt. Denn am Weihnachtsabend war er neuerdings an seiner gewohnten Tätigkeit, sprengte eine Zimmertüre, kleidete sich auf die Festtage neu und ließ dem Bestohlenen seinen eigenen Rock als Entgelt zurück. In den entwendeten, für ihn zu langen und zu weiten

Militärhosen paradierte er kurze Zeit nachher vor deren Eigentümer und verschwand, als die Gerichte nach ihm suchten. So ist diese Missetat ungesühnt geblieben, denn als man ihn zwei Jahre später erwischte, hatte er genug anderes auf dem Kerbholze.

Im Jahre 1869 war er wieder im Lande und arbeitete mit seinem jüngeren Bruder an verschiedenen Orten als Kaminfeger. Dabei entdeckten sie im Kamine eines Kapuziners einige schöne Schinken, die sie nachts aus ihrer unbequemen Lage zu erlösen beschlossen. Als aber die schöne Tat anheben sollte, waren beide besoffen. Immerhin wagte sich der eine, welcher, verrät die Chronik nicht, aufs Dach, von wo er in den Kamin hinunterstieg. Der Kapuziner merkte etwas und nahte sich. Der Dieb merkte auch etwas und entfernte sich mit dem einen Schinken aufs steile Dach und fiel, glücklicherweise ohne Schaden zu nehmen, samt der Beute in den Kirchhof hinunter. Anderen Tages fand man die kümmerlichen Reste des Schinkens in dem verlassenen Heulager der ausgeflogenen Kaminfeger.

Am Berge oben stand ein einsames, verlassenes Sommerwirtshaus. Die beiden Feger betraten es nach glücklicher Besiegung der gewöhnlichen Schwierigkeiten, taten sich im Weinkeller möglichst gütlich und ließen den übrigen Wein auslaufen.

Zweimal wurden einem Färber größere Stücke Tuch entwendet, die unser Held zur eigenen Bekleidung, zur Kostümierung seiner Geliebten und zum Hausieren notwendig brauchte. — Einmal gefiel es ihm auch, in der Rolle eines Handlungsreisenden einen harmlosen Mann in Schaden und Verdruß zu bringen. Er gab demselben den Auftrag, seinen Warenkoffer von weit her zu holen, währenddem er in aller Gemütlichkeit aus dem Hause des Geprellten Uhr und Geld verschwinden ließ.

Nachdem er im Jahre 68 und 69 obige Taten vollführt, gürtete er die Lenden und wanderte munter in einen anderen Staat aus. Dort arbeitete er zwei Monate lang als Kaminfeger zur größten Zufriedenheit seines Arbeitgebers. Überhaupt war er ein Meister in diesem Fache und als Kaminfeger im Besitze von ehrenvollen Prämienbriefen. Ob er an dem neuen Orte noch Nebenbeschäftigung hatte, ist nicht bekannt.

Nun kehrte er wieder einmal zum Vater zurück, wo er den schriftenlosen Geliebten seiner Schwester, einen italienischen Vagabunden, antraf. Gutherzig half er dem Manne aus seiner Verlegenheit, versah ihn mit den Heimatscheinen eines Freundes, führte ihn und dessen Geliebte samt der eigenen jungen Blonden über die Berge nach dem bekannten Süden, wo bereits eine andere Schwester in wilder Ehe tätig war. Die vereinigte Bande betrieb nun eine Zeitlang die Korbflechterei, den Handel mit Medizinpflastern und die junge Blonde gebar ein Kind. Dies traute Familienleben zerstörte ein Opferstock, der gar verlockend hart an der Schweizergrenze bei einer Kapelle hingestellt war und dem

Fritz zum Opfer fiel. Um den aus dem Opferstocke resultierenden Unannehmlichkeiten zu entgehen, verzog sich Fritz über die Grenze, weil er tiefer im Süden „längst verborgenes Geld zu holen hatte". Seine Genossen wurden verhaftet; da sie aber sämtlich fremde Heimatspapiere vorwiesen, gab's bei der Polizei viel Verwirrung, Schreiberei und Ärger, aber kein gerichtlich befriedigendes Resultat.

Anfangs September 1870 stieß Fritz wieder zum Vater und zog mit dessen Familie, bestehend aus Vater, Mutter, einer jüngeren Schwester und deren Geliebten, zur Kaminfegerarbeit aus. Elf Tage nur dauerte die ehrliche, schwarze Beschäftigung. Nebenbei entwendete Fritz ein Paar Frauenschuhe für seine Schwester, aus einem anderen Hause eine Uhr und die Opferstöcke und Opferbeutel von vier Kirchen wurden geleert oder weggeschleppt. Groß war die Beute dabei nicht, denn es fanden sich, wie er klagt, in einem der frommen Behälter zur Hauptsache nur Steinchen, Gaisschneckenschalen (kleine Muscheln) und Hosenknöpfe. Also betrügt das Volk den Herrgott und die Diebe. Fritz leugnete zwar einige dieser Untaten, aber das Werk verriet den Meister.

Solcher Kleinigkeiten überdrüssig, besann sich unser Held auf etwas Bedeutenderes. Mit dem 13 jährigen Geliebten seiner Schwester machte er sich eines Tages auf den Weg „um reich zu werden", wanderte über Berg und Tal und traf des Nachts auf ein einsames Haus, in welches die beiden ohne langes Besinnen einbrachen. Sie machten es sich drinnen bequem, steckten eine Kerze an, zechten den Wein aus, erbrachen sämtliche Zimmer, Schränke, Kasten und packten von dem Hausrate so viel zusammen, „als ein Mann frei tragen konnte". Unter den gestohlenen Sachen; deren Wert sich auf ca. 200 Frs. belief, befand sich alles mögliche: Herren- und Frauenkleider, Bettzeug, Wäsche, Kinderzeug, Pfannen, Zinnteller, Strümpfe, Schuhe, Nähkissen, Scheren, Zuckerbüchsen, Löffel, Fleisch, Würste, Speck, Ohr- und Fingerringe, ein Schal, eine Laterne usw. Die Beute wurde zunächst in der Nähe im Walde versteckt, dann wanderten die beiden über Berg und Tal in eine Alp hinauf, wo sie bei einem reichen Geizhals einzubrechen gedachten. Dieser war aber mit seinen Schätzen ins Tal gezogen, wodurch die Diebe genötigt wurden, langsam mit Umgehung größerer Ortschaften zu ihrer verborgenen Beute zurückzukehren. Fritz belud sich mit der Ware und schickte den Genossen heim zu seinem Vater. Er selbst verhausierte und vertauschte das gestohlene Gut in den einsamsten Dörfern und Gehöften, indem er den Weg über die Bergpässe nach dem geliebten Italien verfolgte. Aber noch bevor er die Grenzen passieren konnte, packte ihn die Nemesis, worauf er sofort, wie fast immer, eingestand. Das Gericht verurteilte ihn zu einem Jahre Zuchthaus, welche Strafe er mit großer Resignation antrat, denn, sagte er sehr richtig: „Die Freiheit hat für mich doch keinen Wert."

Vom Jahre 72, wo er aus dem Zuchthaus kam, bis zum Jahre 76 sind seine Werke in Dunkel gehüllt. „Was mag wohl in diesen Jahren vorgegangen sein?" frägt neugierig ein späterer Prozeßakt. Im Jahre 76 vollendete sich sein Geschick. Frau Venus, der er in seinem Leben allzuviel gehuldigt, brachte ihn ins Unglück. Wegen Mord und Schändung erhielt er lebenslänglich Zuchthaus zudiktiert.

Man hatte an den Seegestaden der Schweiz am 1. Juli 1876 in einem Bächlein, nahe der Landstraße, die schrecklich verstümmelte Leiche eines unbekannten jungen Mannes gefunden. Da dieselbe, trotz langen und ausgedehnten Nachforschungen niemals agnosziert werden konnte, muß man in dem Ermordeten ebenfalls einen Vagabunden vermuten. Fritz trieb sich um diese Zeit mit einer vagabundierenden Korbflechterin am Tatorte herum. Die Gesellschaft zählte außer den beiden noch einen epileptischen Zuhälter der Korbflechterin und ein 13jähriges Mädchen, Tochter derselben, das von Fritz geschändet, mit ihm, unter Zustimmung der Mutter, in ehelicher Gemeinschaft lebte. Um die Gunst dieses Kindes bewarb sich auch ein gut gekleideter junger Mensch und schien gegenüber Fritz siegreich werden zu sollen. Laut Geständnissen der Mutter und Tochter, die übrigens während und nach dem Prozesse mehrmals widerriefen, neuerdings bestätigten und nach allen Richtungen unverschämt logen, hat Fritz unter gelinder Beihilfe des Epileptikers den jungen Mann ermordet. Fritz aus Eifersucht wütend, drohte schon längere Zeit mit Totschlag: „Es komme ihm nicht drauf an, noch einen umzubringen, er habe schon einige fertiggemacht und es sei ihm nicht ausgekommen; es mache ihm nichts, zwei, drei Menschenleben auf die Seite zu tun." Eines Abends, als die Bande im Walde ihr Nachtessen zubereitete und der Junge zu erwarten war, beschlossen Fritz und der Epileptiker dessen Tod. Als dieser kurz darauf mit freundlichem Gruß zur Gesellschaft trat, packte ihn Fritz am Halse, warf ihn nieder, schlug mit einem Stein auf seinen Kopf und erwürgte ihn. Dem Toten durchschnitt er mit dem Hackenmesser den Hals, um den Anschein des Selbstmordes zu erwecken und zerbrach das Messer. Alsdann lud er mit Hilfe des Epileptikers den Leichnam auf einen Wagen und führte ihn fort. So erzählten die beiden Weiber und mit ihren Angaben stimmte der Leichenfund. Merkwürdigerweise ertränkte sich anderen Tages der Epileptiker. Fritz hat die Schändung des Kindes mit seiner früheren Offenheit, den Mord aber niemals eingestanden. Er wollte absolut nichts davon wissen, nichts damit zu tun gehabt haben, strengte vom Zuchthaus aus mehrmals Revisionsbegehren an und starb unter Versicherung seiner Unschuld. Im Zuchthaus führte er sich stets sehr gut auf, markierte den reumütigen, zu Gott gewandten Sünder und die dortige Vorsteherschaft, speziell der Anstaltsgeistliche, hielten ihn für unschuldig an dem Morde.

Die blutige Geschichte umschwebt heute noch und für immer ein geheimnisvolles Dunkel, aus dem der unbekannte Tote und der epileptische Selbstmörder wie zwei große Fragezeichen herausragen. Leute, die den Fritz persönlich genau kannten, hätten ihm einen Mord nicht zugetraut. Er galt als ein unverbesserlicher Schelm, „der aber keinem Kinde was zuleide tue". Hat er die Tat begangen, was nach den vorausgegangenen, fest bezeugten Drohungen doch höchst wahrscheinlich, so ist er in den letzten Jahren durch den Schnapsgenuß völlig verroht. Sei dem wie ihm wolle, man muß es für die menschliche Gesellschaft wie für ihn als ein Glück ansehen, daß er im Zuchthaus für immer unschädlich gemacht wurde.

Nach diesem Begräbnis wende ich mich den übrigen Kindern des Paul Jos Zero - Elster und deren Nachkommenschaft zu.

Von den Töchtern ergab sich die älteste, Olga, in jungen Jahren dem fahrenden Leben und der Prostitution, trieb sich mit einem vagabundierenden Italiener im Süden herum, wo sie noch in wilder Ehe leben soll. Sie wird als diebisch und lügnerisch bezeichnet und hat, wie fast alle ihre Geschwister, Strabismus (Schielen). Bei ihren vier unehelichen Kindern, die, soviel man weiß, ohne Nachkommen sind, zeigt sich der Hang zum Vagabundieren. — Die drei folgenden Schwestern Tina, Nana und Emma haben ähnliche Schicksale und Gewohnheiten, wie die älteste Schwester. Die außereheliche Schwängerung ist bei allen Lust und Mode. Auch ihre Kinder sind ohne Nachkommen.

Die jüngste Tochter Alma war in ihrer Jugend in Erziehung und Pflege beim Ortsgeistlichen, lief aber, wie einst der Bruder Fritz, davon. Sie war dann bis 1870 im Schwabenlande, kam zurück und zog unter dem elterlichen Schutze und Segen herum. Alsbald legte sie sich einen Geliebten bei, den 19 jährigen Analphabeten und Diebesgesellen ihres Bruders Fritz, den sie später heiratete. Ihr Mann, ursprünglich aus ordentlicher Familie mit etwas Vermögen, aber früh verwaist und sich selbst überlassen, kam mit 19 Jahren wegen Diebstahl für 4 Monate ins Gefängnis und machte dort, weil er sich die Sache zu Herzen nahm, einen Selbstmordversuch. Später lebte die Familie in großem Elend, weil der Mann liederlich war.

Der Sohn Jos Paul, ein kleiner Mann mit starkem Strabismus, war in der Jugend Kaminfeger und bei kleinen Diebstählen der Genosse seines Bruders Fritz. Später ergriff er das Gewerbe eines Mineraliengräbers (Strahlers) und war als solcher an verschiedenen Orten längere Zeit seßhaft. In seinem Gewerbe, das hier zum erstenmal in der Sippe auftritt, ist er sehr bewandert und hat sehr viel Geld, nach Tausenden, verdient, so daß er ein vermöglicher Mann sein könnte. Statt dessen bedarf er der Gemeindeunterstützung und fällt ihr mehr und mehr ganz zur Last. Vor einigen Jahren entdeckte er eine Kristallhöhle, deren

Inhalt großes Aufsehen erregte. Er verkaufte den kostbaren Fund hinter dem Rücken seiner Gläubiger zu einem Schundpreise und vertat den Erlös. Er ist starker Schnapser. Sein Geschäftsgebaren richtet sich zur Hauptsache nach dem Vorhandensein oder der Abwesenheit seines geliebten Fluidums. Hat er keinen Schnaps, so verkauft er zu jedem Preise, ansonst er unverschämte Summen fordert. Daneben treibt er allerlei unreelle Künsteleien, um seine Ware dem Unkundigen wertvoller erscheinen zu lassen. Er ist auch imstande, in einer Anwandlung von Großtuerei wertvolle Sachen zu verschenken. Außerdem zeigt er den reizbaren Charakter des Potators und ist auch im nüchternen Zustande ein leutescheuer Sonderling, der sich in Gesellschaft und in der Kirche, obwohl er gläubig ist, nur im Trunke zeigt. In hervorragender Weise ist sein Geschlechtsleben tätig. Er ist zum zweiten Male verheiratet und hat im Ehebruch mit Elsa Zero (Tab. VII) ein Kind, Paul 1896 bis 99, erzeugt, eine rachitische, blödsinnige Frucht, die nach drei Jahren Siechtum dahinwelkte. Von seiner gegenwärtigen Frau, einer geisteskranken Schnapserin, der wir, da ihre Mutter auch aus dem Geschlechte ist, noch auf Tabelle III begegnen werden, wollte er sich wieder scheiden lassen unter der Begründung: „sie beide seien bei der Trauung besoffen gewesen und hätten nicht gewußt, was sie machen", was nur allzu richtig sein wird, denn nicht alle Ehen werden im Himmel geschlossen. Nach der Scheidung gedachte er die Elsa, von der er ein Kind hatte, zu heiraten, weil man ihm aber die Korrektionsanstalt in Aussicht stellte, beharrte er im Status quo.

Von seinen fünf Kindern erster Ehe ist eines im Kindesalter und eines erwachsen gestorben. Der Sohn Nutin, als Schüler ziemlich gut, hat ins Geschlecht hineingeheiratet und sich eine schwachsinnige Trottel, die bereits 6 uneheliche Kinder geboren hatte, angetraut (Nana, Tab. VII) was nicht gerade für guten Geschmack zeugt. „Er habe sich nicht darum gekümmert, wie viel Uneheliche seine Frau gehabt und wie viel noch leben", sagt Nutin lachend zur Entschuldigung eines solchen Ehebetriebes. Nutin gleicht auffallend dem Bilde des berühmten Onkel Fritz. Schädel und Gesicht sind hochgradig asymmetrisch, in allen Dimensionen mit abnorm hohen Maßzahlen. Die Stirn ist fliehend und schmal, die Stirnhöcker sind auffallend stark und ebenso die Augenbogen. Leichter Strabismus mit wildem Blick und rollenden Augen, abstehende große Henkelohren, tief liegende Nasenwurzel, breite Nase mit weit offenstehenden Eingängen, großer Mund, eine starke Struma (Kropf) und ein fast bartloses Gesicht zieren ihn weiterhin. Der ganze Körper nebst den Geschlechtsteilen ist auffallend haararm, die Hände sind klein, die Finger kurz mit abgebissenen Nägeln. Nutin trieb die Hantierungen des Vaters, Strahlen, Kaminfegen, Korbflechten und war nebenbei ein großartiger Potator und Tabakkauer. „Ich trank täglich bis zwei Liter vom Hundsgemeinen (Schnaps)", gesteht er lachend. Zeitweilig wanderte er auch mit verwandten Sippen die alten Straßen seines Geschlechts. Seit ca. einem Jahre ist er geisteskrank, halluziniert stark, hat Wahnideen und ist zeitweilig unruhig. Er ist jeglichen Interesses an seiner Familie, an Arbeit, an der Außenwelt bar, der personifizierte Leichtsinn und ethische Schwachsinn.

Die Tochter Eva Esther des Paul Jos aus erster Ehe zeigte in der Schule ebenfalls gute Begabung, hat aber illegitim geboren, ganz im Sinne ihrer Verwandtschaft und dann außer Landes geheiratet. Die guten geistigen Anlagen der Vorstehenden dürften auf Rechnung der Mutter, die aus seßhaften, bäuerlichen Kreisen stammt, zu setzen sein. — Der Sohn Paul Jos sodann war ein schlecht begabter Schüler, Schlingel und schwieriger Charakter von Haus aus. Später trieb er sich mit einer Vagantenfamilie herum, kehrte heim zum Vater, wo er lieber feiert und trinkt, als arbeitet. — Die Tochter zweiter Ehe, Elsa, mußte wegen Verwahrlosung den Eltern weggenommen und in einer Anstalt erzogen werden, wogegen die Mutter lebhaft protestierte. Sie sei intellektuell nicht gerade schlecht begabt, aber ein widerspenstiger, problematischer Charakter, sagen ihre Erzieher.

Der jüngste Sohn des Paul Jos Zero-Elster, Cäsar, ist eine kräftige, mittelgroße Gestalt mit leichtem Strabismus. Er zog bald da, bald dort herum als Kaminfeger, Fischer, Mineraliengräber, Jäger, oft in Gesellschaft seines Bruders Paul Jos. Im Todesjahre seines Vaters 1882 saß er wegen Diebstahls 70 Tage im Gefängnis. Seine Frau ist aus einer ähnlichen Sippe, eine schwachsinnige Analphabetin, die bisher 11 Kinder geboren hat, von denen 5 jung gestorben sind.

Das älteste der Kinder des obigen Paares, Paul Jos, ist schwachsinnig und hat in jungen Jahren schon ein uneheliches Kind gezeugt, welches gestorben ist. Paul ist überdies ein bedrohlicher Potator. — Cäsar Karl ist schwachsinnig bis zur Bildungsunfähigkeit. Noch stupider ist der mit Strabismus behaftete Karl Eugen. Sehr starken Strabismus hat auch Paul Gregor. Alle Kinder machen den Eindruck des Schwachsinns. — Da der Vater von ziemlich guter geistiger Begabung und auch kein starker Potator, so mag der durchgehende Schwachsinn von der imbezillen Mutter herrühren, während der Strabismus väterliches Erbe ist.

Als Resümee der Tabelle I kann hervorgehoben werden: In 3. Generation ein begabter, aber total versoffener, älterer Erzeuger, in 4. Generation ein moralisch verkommenes Trinkerpaar mit verbrecherischer Neigung, der Mann schwachsinnig, die Frau intelligent, in 5. Generation allgemeine Unsittlichkeit der Weiber, Verbrechen und verbrecherische Neigung neben intellektueller Begabung speziell bei den Söhnen, dazu allgemeine Trunksucht, in 6. Generation Schwachsinn und große Kindersterblichkeit. Durch den ganzen Kranz zieht sich als rotes Bändchen der Strabismus. Eine Regeneration ist nirgends deutlich zu bemerken. Die Prognose der Sippe ist beinahe infausta. Die außerehelich Geborenen sind sämtlich ohne Nachkommen.

B. Tabelle II. (S. 34 u. 35.)

Secondo Zero, ein vagabundierender Kesselflicker, der Stammvater der Tabelle II, ist bezüglich seiner Fähigkeiten und Taten in Dunkel gehüllt. Er war dreimal verheiratet. Die erste Frau war aus Xand, aus einem im letzten Jahrhundert ausgestorbenen Geschlechte. Auch die zweite Frau trägt einen nicht vagabundierenden Namen, während die dritte aus Valle Fontana ist. Daß es in diesem Zweige der Zero stellenweise nicht übel aussieht, darf man wohl auf Rechnung besserer Mütter setzen.

Der älteste Sohn, Paul Jos, von der Elsa Sänger war ein kleiner, schwarzer Kesselflicker, Analphabet, mittlerer Potator und die meiste Zeit seines Lebens in einem auswärtigen, einsamen Hause horstend, allwo seine näheren und entfernteren Verwandten gerne abstiegen, wenn sie sich oder etwas zu verbergen hatten. Ihm selbst wird im übrigen nichts Böses nachgeredet.

Von seinen Nachkommen wurde ein Zweig ins Schwabenland verschlagen, wo er sich gesetzlich und ungesetzlich munter vermehrt und in einzelnen Trieben von der Heimat zeitweilig unterstützen läßt. Noch weitere sind an unbekannte Orte ausgewandert und spotten meiner Kontrolle. — Bemerkenswert ist der etwas schwachsinnige Trinker Otto, der eine Trinkerin, Wahrsagerin, Kartenschlägerin, vulgo Hexe, zur Frau hatte, die ihn regierte und beherrschte. Ihre Früchte sind nicht besonders geraten. Der Sohn Peter ist wegen Diebstahls bestraft, die Tochter Nana genießt den Ruf einer Dirne.

Ein weiterer Sohn des Secondo von der Candini, namens Paul, dessen Geburtsdatum unbekannt ist, war ein kleiner, blatternarbiger, gutmütig schwachsinniger Analphabet. Er betrieb das Gewerbe seines Vaters und Bruders, zog wenig im Lande herum und hatte eine dicke, häßliche Person, die zum Zwecke des Bettels kränkelte, offenbar eine Hysterica, zur Frau. Daneben war sie ein rabiater Hausdrache. Wenn sie geprügelt werden sollte, so mußte der kleine Mann seine Söhne zu Hilfe rufen, ansonst das Vorhaben mißlang. Aus ihrem Leben wird erzählt, daß einstmals ein gutmütiger Mann sie vor Mißhandlungen durch den Gatten zu schützen suchte. Da kehrte sich die Verfolgte gegen den Einschreitenden und zerkratzte ihn mit dem Proteste: „Er habe sich da nicht einzumischen, ihr Mann habe das Recht, sie zu prügeln." Diese Frau mit Namen Alma ist eine Schwester der berüchtigten Nana Elster in Tabelle I.

Unter den Nachkommen dieses Paares sind im körperlichen Habitus leicht zwei Typen zu unterscheiden, der hübschere des Vaters und der häßliche der Mutter. Der älteste Sohn, Paul Otto, war ein Mensch mit häßlichem, bartlosem Gesichte und idiotem Habitus, hochgradig dement, schwerer Epileptiker und großer Fresser. Ganz geringer Wortschatz und eine stotternde Sprache zeichneten ihn weiterhin aus. Er stürzte im epileptischen Anfalle in den Fluß und ertrank. Die Geschichte seines Ablebens verdient zur Illustration des Gemütsreichtums der Sippe näher angeführt zu werden. Eines Abends bei Einbruch der Nacht ging Otto mit mehreren seiner halb- und ganz erwachsenen Geschwister und Verwandten in das nahe gelegene Dorf, um bei einer Leiche zu wachen und zu beten. Diese Leichenwachen, denen Otto konstant anzugehören pflegte, rekrutierten sich aus armen Leuten. Sie erhielten als Entgelt für ihre Arbeit des Morgens eine kräftige Mahlzeit nebst einem Geschenk aus dem Nachlaß des Verstorbenen. Otto kam mit seiner Begleitung auf die Flußbrücke, die damals kein Geländer hatte, erlitt einen Anfall und stürzte in die reißenden Fluten. Seine Begleiter ließen sich wegen solcher Kleinigkeit nicht beunruhigen, sagten niemand etwas von dem Vorfalle, gingen zur Leiche und taten die ganze Nacht, was bräuchlich. Am Morgen beim Essen wurden sie zufällig nach dem Verbleib und Befinden des Otto gefragt. „Ja, der ist gestern abend in den Fluß gefallen", war die lakonische Antwort.

Weiter stoßen wir bei den Nachkommen des Paul auf die hochgradig schwachsinnige und kränkliche Ida Olga, die nach langwierigem Siechtum zugrunde ging. Paul Eugen ist im Schwabenlande, soviel man weiß, unbescholten. Anton, vom Habitus des Otto und der Mutter, wurde bei einem Bauer erzogen, markierte aber nachher, wenigstens eine Zeitlang, den Vagabund und Taugenichts. Der schwachsinnige Cäsar Eugen entfloh aus der Schule, verbarg sich und war auf keine Weise mehr zum Schulbesuch zu bewegen. Er hat die Tochter eines Schinders geheiratet. Sein einsames Wohnquartier ist die gelegentliche Herberge für lichtscheue Elemente und bei seinen Kindern herrscht große Sterblichkeit.

Paul Simon, auch vom Typus der Mutter, schon mit 3 Jahren verwaist, ist wieder ein sehr beschränkter Mensch und Analphabet. Er hält sich bald da, bald dort bei seinen Verwandten auf und betreibt das Kaminfegen. Wiederholt stand er vor Gericht, wobei er jeweilen seine Schuld ohne Umschweife zu bekennen pflegte. Wegen übermütiger Sachbeschädigung wurde er mit einem Monat Gefängnis und später zweimal wegen Diebstahls mit einigen Tagen Haft bedacht. Auch war er in Untersuchung wegen Mißbrauch eines Mädchens, wurde aber mangels genügender Indizien wieder freigelassen.

Berühmter noch ist der Bruder Paul Albert, seines Zeichens Kaminfeger, Schinder, Taglöhner, Holzhacker und von mittlerem Schwachsinn. Er hat sein Zelt schon an mehr als einem halben Dutzend Orten aufgeschlagen, ohne aber dauernd zur Ruhe zu kommen. Seine Frau, eine Tirolerin, die als einzigen Besitz eine scharfe Zunge und eine uneheliche Tochter in die Ehe brachte, hatte von ihm auch noch einen Sohn vor der gesetzlichen Zeit. Genannte Stieftochter soll der Vater in minderjährigem Alter geschlechtlich mißbraucht haben, worüber eine resultatlose Untersuchung waltete. Von ihm selbst zugestanden ist der Ehebruch mit einer verheirateten Italienerin. Als Ausrede machte er aber geltend: „Ich war in jener Zeit fast alle Tage besoffen, ich trank viel Schnaps, durchschnittlich einen halben Liter per Tag." Seine Trinkfestigkeit ging so weit, daß er nachher von wichtigen Vorfällen nichts wußte und dann Jahre lang von einer hochgradigen Eifersucht geplagt wurde. Dadurch wurde das Eheleben ziemlich bewegt, denn die Ehegatten beschimpften, verklagten und prügelten sich gegenseitig mit Beharrlichkeit und Energie, bis die Frau für immer das Weite suchte. 1895 wurde Albert vom Gerichte behandelt wegen unsittlicher Handlungen auf öffentlicher, städtischer Straße. Vorher im Jahr 1892 war das Schinderhaus des Albert gewohnheitsmäßiges Absteigequartier von Vaganten und Dieben. Mit diesen Künstlern zusammen errichtete das Ehepaar eine Münzwerkstätte. Durch Abdruck in Leder und Abgüsse in Gips, wofür sie die als Modelle dienenden Fünffrankstücke jeweilen entlehnen mußten, fabrizierten sie falsches Geld, das sie dann selbst oder durch die Kinder an den Mann brachten. Den Gips hatten sie, nach Angabe der Frau, in so großen Mengen zur Behandlung des Wundseins der Kinder im Hause. Die Fabrikation wurde rasch entdeckt, weil aber die Leutchen logen und leugneten, daß die Wände krachten und ein respektabler Rattenkönig da war, konnten sie erst nach langer und mühsamer Untersuchung überwiesen werden. Dafür erhielten dann auch Mann und Frau je ein Jahr Zuchthaus. Im Jahre 1899 trat Albert wieder in einem Falschmünzerprozeß auf, kam aber heil und gesund davon, weil er nur unbewußt ein bißchen den Lehrmeister gespielt hatte.

Von seinen sieben Kindern sind drei jung gestorben. Zwei, Alexius und Albert, haben angeborene Kurzsichtigkeit. Die Rosa „ist nichts wert und ausschweifend" und mußte deshalb in einer Anstalt versorgt werden. Albert ist hochgradig schwachsinnig, „körperlich und geistig elend". Eine goldene Ausnahme macht die Tina, welche bei Bauersleuten erzogen wurde. Sie ist geistig begabt und auch brav. Ihre Intelligenz kommt wohl eher von der Mutter und nicht vom schwachsinnigen, trinkenden Vater und seinen ebensolchen Ahnen.

Paul Albert, Sohn des Stammvaters Secondo und seiner Frau Candini, ist das brave Kind der Familie und des Geschlechtes. Er war intellektuell schwach begabt, einfältig, betrieb einen Hausierhandel

Tabelle II.

{ Secondo Zero, geb. 1772 in Sondershofen, gest. 1853 in Kossingen.
I. Elsa Sänger von Xand.
II. Olga Candini von ?
III. Anna Marini aus Valle Fontana.

{
I. { Paul Jos, geb. 1801 von der Sänger, gest. 1876 in Rière.
I. B. Golfer.
II. Nora Ritti.
III. B. Milder. } 8 Kinder

II. Paul Albert, geb. 1820 von der Candini, gest. 1890, leicht imbezill.

III. { Paul, geb. ? von der Candini, gest. 1895, imbezill.
Alma Elster, gest. 1869, Hysterica. } 8 Kinder

1. {Peter, geb. 1868 zu Ehrenberg.
   Olga Serini aus Valle Fontana.

2. {Jos, geb. in Schwaben 1829, gest. 1892.
   Angela Metzer aus Schwaben.
   } a) {Jos in Schwaben.
         Natalie Braun aus Schwaben.
         } { α) Rosa, geb. 1881.
             β) Karl, geb. 1884.
             γ) Lina, geb. 1888.
   b) {Paul, geb. 1862, gest. 1893.
       Ottila Kreisel in Schwaben.
       } { α) Aurelius, geb. 1892 in Schwaben.
   c) Lina in Schwaben.   { α) Olga, unehel. geb. 90.

3. {Nana, geb. in Sarntal.
   Paul Eugen Zero (s. Tab. V).

4. {Otto, geb. in Ehrenberg, gest. 1876, Potator.
   Ida Weihmann, geb. 1842, aus Bernau, Potatrix usw.
   } a) Peter, geb. 1871, Diebstahl 1903.
     b) Nana, geb. 1876, Dirne.

5. Ida Ottilia, geb. 1851.

6. Sina in Rière.   { a) Olga, unehel. geb. 1884.

7. Simon, geb. 1848, gest. 1893.

8. {Nana, geb. 1876.
   Xaver Santo aus Italien.

1. Paul Otto, geb. 1846, gest. 1877, Idiot, Epileptiker.

2. Ida Olga, geb. 1848, gest. 1885, imbezill.

3. Paul Eugen, geb. 1850 in Schwaben.

4. Anton, geb. 1864, bei einem Bauer erzogen, abnorm und vagabundierend.

5. {Paul Albert, geb. 1858, Potator und Falschmünzer.
   Tina Pinzer aus Österreich, Falschmünzerin.
   } a) Alexius, unehel. geb. 1885, durch spätere Ehe legitimiert, angeborene Myopie.
     b) Ida Olga, geb. 1886, gest. 1887.
     c) Rosa, geb. 1887, ausschweifend.
     d) Tina, geb. 1891, intelligent, bei Bauersleuten erzogen, melancholische Verstimmung.
     e) Paul Albert, geb. 1892, angeborene Myopie, geistig und körperlich verwahrlost.
     f) Olga Fanny, geb. 1895, gest. 1895.
     g) Karl, geb. 1897, gest. 1897.

6. Arthur, geb. 1862, gest. 1865.

7. {Cäsar Eugen, geb. 1865.
   Nora Weihmann aus Bernau.
   } a) Albert, geb. 1894.
     b) Cäsar, geb. 1892, gest. 1894.
     c) Albertina, geb. 1898, gest. 1898.
     d) Franz, geb. 1901, gest. 1901.

8. Simon, geb. 1867, idiotisch, Diebstahl.

mit Kurzwaren (Zündhölzern,) war solid, sparsam bis zum Darben und brachte es mit Hilfe tüchtiger Vormünder zu einem kleinen Vermögen und einem Häuschen, das er selbst fast nie bewohnte. Stets ein eifriger und frommer Christ, galt er in jeder Beziehung für ehrlich und harmlos. Er hinterließ beim Ableben ein Vermögen von ca. 8000 Fr. Die Hälfte davon testierte er dem Armenfonds der Heimat, die andere Hälfte mußte er laut Gesetz den gierigen Erben überlassen. Jedoch sprach er den Wunsch aus, die Erben möchten ihr Treffnis als Familienfonds kapitalisieren und nur jeweilen die Zinsen als Notpfennig beziehen. Kein einziger der Erben war mit diesem vernünftigen Vorschlag einverstanden und so mußte das Erbe bis ins 80. Glied verteilt werden und ist spurlos und wirkungslos verschwunden.

Aus Tabelle II hebe ich hervor: In 4. Generation zwei leicht schwachsinnige Brüder, von denen der eine sich dem Einfluß der Sippe zu entziehen vermag, ledig und brav bleibt. Der andere zeugt in 5. Generation mit einer moralisch tief stehenden, nervenkranken Frau neurotische, schwachsinnige und verbrecherische Naturen. Von seinen acht Kindern haben nur zwei Nachkommen.

C. Tabelle III. (S. 37.)

Terzo Zero, der Stammvater dieser Tabelle, war ein wandernder Kesselflicker, wie seine Brüder, sonst weiß man über ihn nichts. Er hatte eine ,,Schwäbin" von unbekannter Herkunft, wahrscheinlich eine Heimatlose zur Frau.

Sein Sohn Paul war schwerer Epileptiker und Vagabund. Die Frau desselben, eine Italienerin von unbekannter Herkunft, zog unter dem Namen ,,die große Keßlerin" Schnaps trinkend und Tabak rauchend und bettelnd von Dorf zu Dorf, von Haus zu Haus. Sie war als Hexe gefürchtet und ihre große Häßlichkeit schreckte die Kinder. Ihr Leichnam wurde 1866 halb verwest auf einer Alp gefunden, wo sie im Rausche erfroren sein wird. Das schöne Paar ist unfruchtbar geblieben.

Der zweite Sohn Karl, ein großer, stattlicher, gut begabter, bis zu seinem Tode im 89. Jahre rüstiger Mann, hatte eine brave Bauerntochter aus einem einsamen Hofe zur Frau. Unter dem Einfluß derselben, ihrer arbeitsamen Verwandten und bei der Abgelegenheit des Ortes, wo es überhaupt kein geistiges Getränk, geschweige denn ein Wirtshaus gibt, wurde er trotz eines wandernden Jugendlebens sparsam, nüchtern, arbeitsam, brachte es zu etwas Vermögen und genoß mit seiner Familie volle Achtung. In den Hantierungen seiner Verwandtschaft, Kesselflicken, Betteln war er aber auch bewandert und konnte sie nicht missen. Noch in den letzten Jahren seines Lebens ließ er es sich nicht nehmen, eine bezügliche Geschäftstour im Lande herum zu machen, obschon er es nicht nötig hatte und seine Leute es nicht gerne sahen. Seine Nach-

Tabelle III.

Terzo Zero, geb. 1774 in Audorf, gest. 1849.
Anna Reinhold aus Schwaben.

I. **Paul**, gest. 1872 in Fluhberg, Epileptiker.
Olga Veroni, gest. 1866, Trinkerin.

II. Karl, geb. 1801, gest. 1890.
Marta Gingold von Xand, geb. 1801, gest. 1874.
1. Ida Elsa. — Mehrere begabte Kinder.
   Otto Gingold.
2. Paul Eugen, geb. 1830, gest. ? in Italien.
3. Ida Nora, geb. 1838.
4. Nana, geb. 1847.
5. Helena, geb. 1832 in Italien.
6. **Karl**, geb. 1836, gest. 1878 an Schwindsucht, Postillon, Trinker, abnormer Charakter.
7. **Paul Fritz**, geb. 1840, Kaminfeger, schwachsinnig.
   Lina Schneider.
   a) Fritz, geb. 1876.
   b) Nora, geb. 1878.
   Beide mittelbegabt.

III. **Paul Duri**, geb. 1818, gest. 1884 im Spital.
Olga Erika Arwig.
1. Elias, geb. 1853 in Klagenau, Schuster.
   Nana Drossel von Kossingen.
   a) Erika, geb. 1886 in Kleinstadt, gest. 1886.
   b) Nana Nora, geb. 1892.
2. Adam, geb. 1851 in Klagenau, Schuster.
   I. Bertha Berwig von Maierzell, gest. 1891.
   II. Olga Serena von Vorboden, geb. 1842.

IV. Eva Zero, geb. 1803, gest. 1893.
Karl Schuster aus Xand.

V. **Jos**, geb. 1815, gest. 1897, Trinker.
Esther Torwald von Villingen.

VI. **Ida Zero**.
Paul Furkart, gest. an Unfall.
1 Kind unehel. von Ida, gest.

VII. **Ida Olga Zero**, gest. 56 Jahre alt 1853.
Paul Polzer aus Xand, Trinker, Syphilitiker.
1. Karl, gest. 1892 in Irrenanstalt, Paranoia (Verrücktheit).
2. Eugen, Trinker, gest. 1918, Psychopath.
3. **Elsa**, schwachsinnig, geisteskrank, Trinkerin usw.
   Jos Paul Zero, geb. 1848 (s. Tab. I).
   Elsa hatte 6 uneheliche Kinder, davon 4 gestorben. Ein lebendes leicht schwachsinnig mit tertiärer Syphilis.

kommen pflegen keinerlei Gemeinschaft mehr mit der Vagabundensippe und werden auch nicht mehr dazu gezählt. Einer seiner Söhne war ein abnormer Charakter, Psychopath und Trinker, ein anderer in leichtem Grade schwachsinnig. Da die Familie der Mutter psychisch rein, scheinen diese beiden etwas aus der väterlichen Familie mit Umgehung des Vaters abbekommen zu haben.

Auch Paul Duri und seine Söhne heirateten auswärts in seßhafte Familien hinein und sind seßhaft geworden. Die Leute sind arm, bedurften hier und da der Unterstützung, genießen aber unbescholtenen Leumund. Männliche Nachkommen fehlen.

Die Tochter Eva wurde 90 Jahre alt. Früh verwitwet von einem Manne aus der Heimat, lebte sie stets in großer Armut von Bettel und Gemeindeunterstützung. Sie spielte jahrzehntelang die Geleitsperson für arme Kinder nach dem Schwabenlande.

Die Tochter Ida sodann gebar ledig ein Kind, heiratete zweimal, wanderte aus und starb an unbekanntem Orte.

Der Sohn Joseph trieb sich als Keßler in der Welt herum, wurde in hohem Alter polizeilich heimgeschafft, lebte auf Kosten der Gemeinde und starb an Apoplexie, 82 Jahre alt. Er war verheiratet, hat aber auch keine Kinder gehabt.

Die Tochter Ida Olga hat mit einem liederlichen Manne aus braver blühender Familie, der an Syphilis zugrunde ging, eine kleine, aber schlimme Familie gegründet. Ein Sohn Karl dieses Paares erkrankte in jungen Jahren an Dementia paranoides, war jahrzehntelang, zuletzt mit harmlosem Größenwahn, bis zu seinem Tode in einer Irrenanstalt. Sein Bruder Eugen ist hochgradiger Potator mit dem Charakter des Trinkers und nebenbei mindestens geistig abnorm. Er war ein geschickter Handwerker, aber niemand konnte mit ihm auskommen, so daß er sein Gewerbe aufgeben mußte. — Die Schwester Elsa, von häßlichem Gesichte und asymmetrischem Schädel, ist von Haus aus schwachsinnig. Seit vielen Jahren Schnapserin, leidet sie nunmehr an einem aufdringlichen Verfolgungswahne. Sie hat ledig 6 Kinder geboren, von denen 4 jung gestorben sind. Ein lebendes, schwachsinniges Mädchen laborierte vor Jahren an Knochensyphilis, wahrscheinlich hereditäre Form. Jetzt ist die Elsa mit Jos Paul in Tabelle I verheiratet, wo wir ihr und ihren weiteren Früchten bereits begegnet sind.

In Tabelle III scheint bemerkenswert das bunte Gemisch von schwerer Neurose, Vagabundismus, Trunksucht, Unfruchtbarkeit, guter Begabung mit Solidität in der 4. Generation. Ferner sticht hervor die Regeneration in der 4. Generation unter dem Einfluß braver Frauen. Ebenfalls in 4. Generation findet sich ein liederliches Ehepaar, das in 5. Generation lauter geistig Abnorme zeugt, deren Nachkommen in den nächsten Generationen untergehen dürften.

D. Tabelle IV. (S. 40 u. 41.)

In dieser Gesellschaft geht's nun wieder lebhafter zu und her, als in der vorhergehenden, obschon sie nicht sehr zahlreich ist. Vom Stammvater Quarto Zero ist nicht mehr bekannt, als daß er Schnaps liebend im angestammten Gewerbe eines Keßlers im Lande herumzog. Seine Frau ist wieder einmal eine aus Valle Fontana. Was sie sonst noch war, weiß man nicht. Quarto erreichte das schöne Alter von 89 Jahren und starb auswärts. Der Schnaps scheint überhaupt das Leben dieser zähen Rasse nicht zu kürzen, wenn nicht gerade ein großer Frost dazutritt, so daß sie erfrieren.

Der Sohn Paul Leo heiratete eine Bauerntochter und ist unter deren Einfluß ein Bauer geworden. Sein einziger Sohn wanderte nach Frankreich aus, wurde Wirt und endete völlig verarmt an Dementia senilis (Altersblödsinn) im Irrenhause. Er war ein schöner, großer Mann mit tadellos symmetrischem Schädel von normalen Maßen. Mit ihm ist dies grünende Reis abgestorben.

Der älteste Sohn des Quarto, Jos Eugen, ein wandernder Keßler und Anstreicher, blieb in zweimaliger Ehe kinderlos und starb 83 Jahre alt auswärts an Apoplexia cerebri (Hirnschlag), was in diesem Alter erlaubt ist.

Der Sohn Karl Eugen war ebenfalls wandernder Anstreicher, Keßler usw. und heiratete 55 Jahre alt eine um 25 Jahre jüngere Vagantin, Analphabetin und Hausiererin von ganz minderen Qualitäten, die nach den Gerichtsakten aber ein sehr schlaues Weib war. Als der Mann, 74 Jahre alt, gestorben war, blieb die Witwe mit 5 halberwachsenen Kindern, die alle gleich der Mutter begabt sind, zurück, bezog eine armselige Hütte in einem fremden Dorfe und ernährte sich und die Ihrigen eine Zeitlang „beinahe ausschließlich vom Diebstahl ihrer Söhne" (Gerichtsakten).

Als geistiges Haupt der Familie tat sich neben der Mutter der älteste Sohn Louis Karl, geboren 1863, ganz besonders hervor. Er war in der Jugend im Schwabenlande, wo er von einem Unbekannten mit glänzendem Erfolge methodischen Unterricht im Stehlen genossen haben will. Als er dann später das Schusterhandwerk erlernen sollte, überwog die Neigung zum bereits Erlernten, so daß er nach kurzer Zeit wegen Diebstahls aus der Lehre entlassen werden mußte. Schon vor dem Tode des Vaters in den Jahren 1878—1880 hatte er 31 dem Gerichte bekannt gewordene Diebstähle begangen. Vom Jahre 1880 an zog er auch seine Brüder ins Geschäft und hatte bald eine leistungsfähige Diebesbande beieinander, bestehend aus ihm, seinen beiden Brüdern, dem Manne seiner späteren Geliebten, dem jungen Zuhälter seiner Mutter, dem Bruder seiner Mutter, seiner Geliebten, ihrem 14jährigen Bruder und einem anderen Manne von Talent. Als Hehlerinnen dienten seine Mutter

Tabelle IV.

{ Quarto Zero, geb. 1777 in Thumbach, gest. 1866 in Dindorf.
Ida Olga Marini aus Valle Fontana.

I. { Paul Leo, geb. 1804 in Terzenhofen, Bauer.
Olga Balden. } 1 Kind

II. { Karl Eugen, geb. 1807 in Maienfurt, gest. 1881 in Bernau, Anstreicher.
Lea Bavini von Neuhofen, geb. 1832, Hausiererin, Diebin. } 5 Kinder

III. Jos Eugen, geb. 1789 in Petersberg, gest. 1872 an Hirnblutung, Anstreicher, zweimal verheiratet, keine Kinder.

IV. { Karl Louis, geb. 1799 in Colburg, gest. 1869 in Petersberg, Anstreicher, Maurer, Schuster.
Warner (?) Lina v. Blumenau (?). } 4 Kinder

1. {Eugen Renzo, geb. 1833, gest. 1904, Dementia senilis (Altersblödsinn). Olga Barère aus Frankreich, geb. 1833, gest. 1902.} { a) Karl, geb. 1876, gest. 1884.

1. Louis Karl, geb. 1863, Dieb.

2. Oskar, geb. 1865, Dieb, kopuliert 1887 mit Martha Hangart von Aarberg.
   - a) Olga, unehel. von Nora Gunzo aus Valle Fontana, geb. 1885, gest. 1885.
   - b) Karl, geb. 1887 in Thunbach, gest. 1887.
   - c) Lea, geb. 1890 in Tonwald.
   - d) Paul, geb. 1892 in Itzingen.
   - e) Nana, geb. 1895 in Lichtenberg.
   - f) Martha, geb. 1888 in Cossingen.
   - g) Rosa, geb. 1897 in Sarberg, gest. 1897.
   - h) Willi, geb. 1901 in Bassingen, gest. 1901.

3. {Hektor, geb. 1867, gest. 1895, Dieb. Ida Pazer von Farau.}
   - a) Ida Nana, geb. 1892.
   - b) Paul, geb. 1894, gest. 1894.
   - c) Paul, geb. 1895.

4. {Ida Olga, geb. 1870. Richard Markus von Orenberg.} { Große vagierende Familie.

5. {Paul, geb. 1872. Rosa Soni.}

1. Lina, geb. 1836 in Tondorf. { a) Alfred, unehel. geb. 1885 in Tarendingen, gest. 1890.

2. Lisa, geb. 1842, gest. 1899.
   - a) Paul, unehel. geb. 1871, gest. 1891, stummer Idiot.
   - b) Karl, unehel. geb. 1877, imbezill.

3. Else, geb. ?, gest. ?.
   - a) Tina, unehel. geb. 1870 in Planauen, imbezill.
   - b) Detha, unehel. geb. 1880 in Flumingen, gest. 1880.

4. Nana, geb. 1851, Paranoia (Verrücktheit), im Irrenhaus.
   - a) Lina, unehel. geb. 1865 in Rallingen, Kindesmörderin, im Zuchthaus.
     - α) Ca. 1882 erstes Kind unehel., gest. ca. 1888. Angabe der Mutter.
     - β) Paul, unehel. geb. 1890 in Altstadt, gest. 1891.
     - γ) Nana, unehel. geb. 1891, gest. 1900, taubstumm.
     - δ) Tina, unehel. geb. 1894, gest. 1895, von der Mutter vergiftet.

und die Mutter seiner Geliebten, eine Dirne aus der Valle Fontana, die vier uneheliche Kinder auf diesem Wege ehrlich durch die Welt zu bringen trachtete. Als die Bande 1882 vor Gericht kam, bezeichnete der Staatsanwalt in seiner Entrüstung die Affäre „als ein Bild, wie es wohl in den Annalen unserer Strafpflege einzig dastehen dürfte", denn ungefähr 100 (auf ein paar mehr oder weniger kam es hier nicht an) meist qualifizierte Diebstähle hatte der erst 18jährige Louis im Verhör kaltlächelnd eingestanden.

Die meisten dieser Diebstähle hatte Louis allein, andere im Komplott mit seinen Gesellen vollführt. Mehrmals hatten die Leutchen regelrechte Beutezüge, bald in dieses Tal, bald in jenes Dorf unternommen, waren am hellen Tage, wie bei Nacht und Mondenschein, unter Aufstellung einer Sicherheitswache von Haus zu Haus eingebrochen und hatten entwendet, was ihnen paßte. In seiner Praxis in Diebstahl und Liebe glich Louis auffallend dem Fritz in Tabelle I. Es ist schade, daß die beiden nicht zu gleicher Zeit gewirkt, was hätte das für eine wunderbare Aktiengesellschaft abgegeben. Wie jener, stiehlt auch Louis alles mögliche, was ihm in die Hände fällt, selbst ein vergoldeter Engel ist ihm gut genug; er schleicht ein, bricht ein und hat in seinem frommen Sinne auch eine kleine Schwäche für die Kirchenopferstöcke. Einen namhaften Teil, besonders die glänzenden Sachen, schenkte er seiner Geliebten, gleich einer Krähe, die ihren Jungen gestohlene silberne Löffel ins Nest trägt. Er ist sehr gewandt im Auffinden der Hausschlüssel, zerrt wohlverborgene Schätze ans Tageslicht und findet selbst das in einem Mehltrog verborgene Geld. Eine besondere Gepflogenheit von ihm war, nur einen Teil des vorgefundenen Geldes, z. B. aus verschiedenen Geldrollen nur je einige Stücke wegzunehmen, ganze Haufen Banknoten liegen zu lassen und sich nur mit einiger Münze zu begnügen. Das Verfahren hatte viel für sich, denn so fielen die Diebstähle weniger auf. Banknoten will er überhaupt nie gestohlen haben, wofür er wahrscheinlich irgendeinen abergläubischen Grund weiß. Manchmal hat es den Anschein, als ob er das Stehlen aus reinem Sport, zur Übung oder im Räuberlespiel betrieben. Er nahm z. B. aus einem Hause einige Franken, ließ viel mehr liegen und brach sofort in zwei, drei andere Häuser ein, um dort ebenfalls nur einige Silberlinge zu entwenden. — Im gewöhnlichen Leben, d. h. außerhalb des Gefängnisses, pflegt er sich unter falschem Namen vorzustellen, selbst bei Leuten, von denen er weiß, daß sie ihn genau kennen. Dankbarkeit kannte er auch nicht, denn den eigenen Verteidiger vor Gericht hat er obendrein ebenfalls bestohlen. Einmal in Untersuchung gezogen, pflegte er nach den üblichen Präludien mit dem großen Unbekannten mit großer Aufrichtigkeit, Gründlichkeit und Gemütlichkeit seine Diebstähle einzugestehen. Ein fröhlicher, sympathischer Schelm!

Zur Zeit, da die Diebesbande bestand, hatte er eine junge Geliebte, die ihrerseits aus anderer Quelle schon zwei uneheliche Kinder besaß. Nach Verbüßung der Freiheitsstrafe, die er im Jahre 1882 erhalten, zog er in das Haus eines seiner Diebsgesellen und lebte mit dessen Frau, die ihm in der Folge zwei Kinder gebar, im Ehebruch. Im übrigen trieb er sich als Keßler, Schirmflicker, Hausierer mit Zündhölzchen, allein oder mit der Frau seines Freundes herum, bis er eingezogen wurde. — Eine seiner Spezialitäten, die übrigens im ganzen Geschlechte praktiziert wurde, war das sogenannte „Gevätterte gewinnen". Die Leute stellen sich irgendeinem wohlhabenden, gediegenen Christen vor mit der Bitte, er möchte ihr neugeborenes Kind aus der Taufe heben. Die meisten kaufen sich durch eine Geldspende von dem Geschäfte los, unbekümmert darum, ob ein Täufling vorhanden oder nicht.

Für seine Diebereien hat Louis folgende Strafen erlitten: 1880 vier Monate Gefängnis, 1882 dreiundeinhalb Jahre Zuchthaus, 1886 vierzehn Tage Gefängnis, 1886 einundeinhalb Jahre Zuchthaus, 1889 ein Monat Gefängnis, 1894 neun Monate Gefängnis.

Seit der letzten Strafe arbeitet er in seinem Gewerbe im Lande herum und neuestens hat sich der Verein für entlassene Sträflinge seiner angenommen. Über seine Diebstähle, die Art der Ausführung, die erlangte Beute usw. kann nur eine Statistik berichten, die der Anhang bringen soll. Das dortige Verzeichnis ist aber nicht ganz erschöpfend, denn es umfaßt beinahe nur die vom Obergericht abgeurteilten Fälle, während er auch eifriger Kunde der kleineren Gerichte gewesen ist.

Der Bruder Oskar, geboren 1865, hatte die Jugendschicksale des Louis und war in jungen Jahren sein Genosse beim Diebstahl, worüber das Verzeichnis im Anhang Auskunft gibt. Im Jahre 1882 wurde er mit 8 Monaten Gefängnis bestraft. Im 20. Lebensjahre hatte er von einer Vagantin, seiner nachher verstorbenen Braut, ein Kind. 1887 hat er sich mit einer anderen Tochter aus Keßlerkreisen verheiratet und zieht viel herum. Auch die Frau ist geistig nicht beschränkt. Oskar und seine Familie haben charakteristische Keßlerart, treiben die angestammten Gewerbe der Keßler, genießen nun aber seit Jahren keinen üblen Ruf. Von den vielen Kindern ist keines mit dem anderen am gleichen Orte geboren, auch macht sich unter ihnen große Sterblichkeit geltend, da Syphilis in der Familie. Ein paar Köpfchen davon dürften auch in geistiger Begabung nicht unbeanstandet passieren.

Der Bruder Hektor genoß gleiche Jugenderziehung und war auch mehrmals im Schwabenlande. Mit 11 Jahren leistete er den ersten Diebstahl und gleich darauf drei andere im Schwabenlande. Im Jahre 1881 verhaftet, entfloh er aus der Haft, ging über die Grenze und ließ sich dort beim Diebstahl auf frischer Tat ertappen. In Anbetracht seiner Jugend, erst 15 Jahre alt, wurde er nicht verurteilt, sondern einer Besserungsanstalt übergeben. Er scheint sich auch nachhaltig gebessert zu haben, denn er genoß später guten Ruf. 1895 erlitt er den plötzlichen Tod durch den Starkstrom einer elektrischen Anlage. Er war wie seine Brüder ein kräftiger, nicht unschöner Mensch, der Schädel symmetrisch mit hohen Maßzahlen. Seine Kinder sind ziemlich begabt. Ihre Mutter ist nicht aus Vagantenkreisen.

Der jüngste Bruder Paul ist, weil damals noch zu jung, der Verführung durch die Diebesbande entronnen, hat sich emanzipiert und ist in geachteter Stellung.

Die einzige Schwester Olga hat in die große Vagantenfamilie der Urahne, Markus, hineingeheiratet und treibt sich mit ihrer Sippe, nach ganz altem Brauche vagierend, in und außer den Landesgrenzen herum. In ihrer Familie ist das Jennische heutzutage noch die wohlgepflegte Umgangssprache.

Kalkulationen über das väterliche Erbe der vorstehenden Geschwister sind hier besonders unsicher, da neben den jungen Zuhältern der Mutter der gesetzliche, bejahrte Vater ein pater incertus ist.

Ich komme zum vierten Sohn des Quarto, namens Karl Louis, der als Maler, Maurer, Schuster, Keßler usw. sich in ziemlich eng begrenztem Kreise herumtrieb und ebenfalls den stärkeren Nummern des Alkohols sehr zugetan war. Von seiner Frau ist nicht einmal der ursprüngliche Name sicher. Seine vier Töchter sind alle entgleist und von auffallender Ebenbürtigkeit der Charaktere und Bestrebungen.

Lisa kam mit 11 Jahren ins Schwabenland, wo sie mehrere Jahre blieb. Dann wurde sie Magd in heimatlichen Landen und war als solche tüchtig und leistungsfähig. Daneben pflegte sie geschlechtlichen Umgang, wo sich solcher bot und gebar zweimal außerehelich. In einer Vaterschaftsklage gegen ihren greisen Dienstherrn kam sie wegen Meineids in Kriminaluntersuchung. Ein damals ausgestelltes ärztliches Zeugnis läßt eine schwere Hysterica vermuten. — Ihr erstes Kind Paul war stumm und blödsinnig, das zweite Karl Eugen ist hochgradig schwachsinnig.

Lina und Elsa gleichen in moralischer Beziehung ganz ihrer Schwester Lisa. Beide haben unehelich geboren. Die Kinder sind bis auf ein schwachsinniges Mädchen gestorben.

Nana, die letzte Tochter des Karl Louis, kam sehr jung als Dienstmagd unter fremde Leute und gebar schon im 14. Lebensjahre die uneheliche Lina. In ihrem späteren Leben war sie Magd an verschiedenen Orten und mit Vorliebe Haushälterin bei alleinstehenden Herren. Im Juli 1894 mußte sie der Irrenanstalt übergeben werden, da sie, offenbar schon seit vielen Jahren, an Verfolgungs- und Größenwahn erkrankt war. Sie behauptete, die Güter ihres Dienstherrn seien ihr Eigentum, sie stehe in direkter Verbindung mit dem Herrgotte, sie sei die zweite

Jungfrau Maria und Gottesgebärerin, an ihrem Wohnorte geschähen furchtbare Greueltaten, der Gemeinderat sei eine organisierte Mörder- und Räuberbande, die den Leuten die Köpfe abschlage und auch ihr nach dem Leben trachte. Nana ist heute noch in der Anstalt, die meiste Zeit ruhig, rührig, arbeitsam und hilfsbereit. Dagegen läuft der Verfolgungswahn munter fort. Sie behauptet, man lasse sie auf einer Totenmatratze schlafen und will deshalb nicht ins Bett. Nachts legen sich Männer zu ihr, was sie trotz ihres sonstigen aufdringlichen Erotismus höchstlich beleidigt und zum Skandalmachen veranlaßt. Sie meint, man habe ihr verendetes Heu ins Bett getan, sie ißt kein Fleisch, weil es von krepierten Tieren herrühren und stinken soll. Auf Grund solcher Ideen macht sie hier und da zornigen Lärm. Bisweilen leidet sie an heftiger Migräne. — Ihre Schulbildung steht auf dem Nullpunkte, die intellektuelle Begabung kann man als mittel bezeichnen. An ihrem Körper fallen auf der kurze, hinten ganz flach abfallende Schädel, angewachsene Ohrläppchen und eine stets gleich kalte, unbelebte Physiognomie. Sie trägt Kopf und Ohren beständig umbunden.

Bis zum Eintritt ins Irrenhaus unterstützte Nana ihre Tochter und deren Kinder regelmäßig mit Geld, was im Gegensatz zur Tochter als ein löblicher Zug von Kindesliebe hervorgehoben zu werden verdient. Das Versiegen dieser Geldquelle ist jedenfalls eine Mitursache an dem am 6. Februar 1895 vollendeten Kindesmord ihrer Tochter, von dem wir noch zu reden haben werden. Nana leugnet mit verblüffender Frechheit und Beharrlichkeit, daß sie je eine Tochter besessen und daß die Kindesmörderin ihr auch nur bekannt sei. Selbst die ihrer eigenen Tasche entnommene wechselseitige Korrespondenz, welche sie in der Anstalt noch heimlich fortzusetzen versuchte, bringt sie nicht im mindesten aus der Fassung, geschweige denn zu einem Geständnis.

Lina, die uneheliche Tochter der Nana, geboren 1865, als die Mutter bereits das 14. Altersjahr erreicht hatte, besuchte eine Dorfschule, wurde dann Kindermädchen, Magd, Kellnerin an verschiedenen Orten und genoß von jeher einen schlechten Leumund. Mit 17 Jahren gebar sie nach eigener Angabe zum ersten Male außerehelich ein Kind, das nach 6 Jahren angeblich an erlittenen Brandwunden starb. Das Zivilstandesamt der Heimat weiß nichts von diesem Kinde. Im Jahre 1890 gebar sie einen Sohn, der schon 1891 starb; 1891 ein Mädchen und 1894 wieder ein Mädchen, alle außerehelich von verschiedenen Vätern. Die beiden letzten Kinder hatte sie mit Hilfe der Mutter und der Gemeinde in Pflege bei einer Frau, welche von ihr auch einmal bestohlen wurde. 1895 vergiftete sie ihr halbjähriges Kind mit Strychninweizenkörnern, Mäusegift, welche Tat vorläufig unentdeckt blieb. In der Folge äußerte sie ganz unverfroren, daß ihr auch der Tod des älteren Kindes sehr erwünscht wäre und forderte sogar brieflich andere Leute auf, dem Kinde Gift zu geben. Darauf machte sie im Jahre 1896 wiederholte brutale Anstrengungen, auch diesem Kinde Strychninkörner beizubringen. Die Versuche waren so plump und so schlecht verdeckt, daß sie auffallen mußten, worauf sie mit dem Gift in der Tasche zur Haft gebracht wurde. Man grub nun auch die Leiche des vor einem Jahre gestorbenen Kindes aus und fand in ihr 135 Strychninweizenkörner, genug, um mehrere Erwachsene zu töten.

Die Mörderin wurde längere Zeit auf einer psychiatrischen Klinik beobachtet und begutachtet. Das Gutachten, welches fast ausschließlich auf Grund persönlicher Expertise bei dürftigem anamnestischem Beweismaterial abgefaßt ist, trifft das Richtige. Ich muß es ziemlich ausführlich wiedergeben, weil es auch für manche andere romantische Jungfrau des Geschlechtes gelten könnte. Das Gutachten bezeichnet die Physiognomie der Mörderin „als höchst bedenklicher Art. Sie trägt den Stempel des Gemeinen, Kalten, Herzlosen, ihr Blick ist eisig (ähnlich die Mutter). Über ihre Miene gleitet nie ein Zug von Wohlwollen, von Güte oder wahrer Freundlichkeit. Ihr Lächeln ist kein wahres Lächeln, es ist nur ein Grinsen, dem die inneren Gefühle vollkommen fehlen". Weiterhin findet das Gutachten eine mangelhafte Schulbildung bei mäßiger Intelligenz, außerordentliche Gleichgültigkeit und Teilnahmlosigkeit. Von Reue über ihr bisheriges Leben fand sich keine Spur; sie glaubte alles bei sich selbst in vollkommenster Ordnung, sie habe sich nichts zuschulden kommen lassen, sie habe stets einen sittlichen Lebenswandel geführt, „was kommt, kommt (Kismet), angenehm sei es gerade nicht, uneheliche Kinder zu bekommen, aber man müsse sie gleichwohl haben. Ihr Lebenswandel sei gut genug". Mord und Mordversuch leugnete sie von Stumpf und Stiel aus weg, oder versuchte sich mit plumpen Verdächtigungen anderer rein zu waschen. Das Gutachten kommt zum Resultat: „Die Angeklagte ist der Typus einer moralischen Idiotin, oder eines Menschen mit **angeborenem, hochgradigem ethischem Defekte**. Die uneheliche Zeugung scheint sich in ihrer Familie zu vererben. Schon in früher Jugend machte sich bei ihr der Mangel an ethischer Vorstellung geltend. Diejenigen Instinkte, welche den Menschen die Fähigkeit eines sozialen Wesens verleihen, die Fähigkeit, für andere zu leben, Mitleid zu empfinden, mit anderen sich zu freuen, sind ihr fremde Begriffe... Von altruistischen Regungen, von Reue, von wahrer Einsicht in das Verwerfliche ihres Handelns, von Tendenz einen anderen Lebenswandel zu beginnen, ist nichts bei ihr wahrzunehmen... Von wahrer Liebe und treuer Anhänglichkeit, die sonst Frauen eigen sind, war bei ihr gar keine Rede, es handelte sich bei ihr nur um die Befriedigung der sinnlichen Triebe. Sie ging mit jedem, der ihr gefiel. Es war ihr ganz gleichgültig, ob sie dann wieder von ihm im Stiche gelassen wurde (sie hat jegliche Vaterschaftsklage verschmäht). Ihre Kinder waren ihr bloß hindernde Gegenstände, die sie los sein wollte. Es fehlt ihr jegliche Mutterliebe, sie ist eine Rabenmutter, die sich nicht scheut, anderen Leuten nahezulegen, ihr Kind umzubringen, die es mit List, Vorbedacht, Überlegung aus dem Wege schafft, weil es sie hindert. Die absolute ethische Nullität äußert sich hauptsächlich in folgenden Punkten: **Fehlen jeglicher Mutterliebe, krasse Vernachlässigung der Kinder, unsittlicher Lebenswandel, Lügenhaftigkeit, Mangel jeglicher Reue, Fehlen jeder Tendenz der Besserung.** Diese Defekte sind nicht erworben, sondern angeboren. Ihre Physiognomie ist das beste Abbild ihres Innern: kalt, herzlos, egoistisch, von keinem Affekt des Wohlwollens beschienen ... Solche Individuen sind für die menschliche Gesellschaft die allergefährlichsten und absolut unverbesserliche Kreaturen. **Dies sind die geborenen Verbrecher Lombrosos.** Sie ist geisteskrank im klinischen und forensischen Sinne des Wortes, sie ist gemeingefährlich und steht während ihres ganzen Lebens in Gefahr, mit dem Strafgesetz in Konflikt zu kommen." — Manche dieser Züge, z. B. die ganz unvernünftige Lügenhaftigkeit, finden wir bei der Mutter, andere, z. B. der Mangel an Kindesliebe, sind neu hinzugekommen.

Ganz das gleiche Bild von der Angeklagten entrollte die Gerichtssitzung. Sie wurde zu lebenslänglicher Zuchthausstrafe verurteilt. Nach dem Urteil gab sie auf die Frage des Vorsitzenden, „ob sie keine Reue empfinde", die freche Antwort: „Das geht mich nichts an; es ist mir gleich."

Die Direktion der Strafanstalt, in welcher sie untergebracht ist, urteilt über sie nach jahrelanger Beobachtung: „Ihren Charakter müssen wir als furchtbar leichtsinnig bezeichnen. Für ernste und wohlmeinende Worte ist sie absolut unzugänglich, erwidert die an sie gestellten Fragen stets mit gleichgültiger Miene, faßt keine Gedanken, hat keine Aufmerksamkeit und lebt so sorglos und sinnlos in den Tag hinein. Über ihr schweres Verbrechen zeigt sie nicht die mindeste Spur von Reue und die lebenslängliche Strafe übt auf ihr Gemüt nicht die geringste Depression aus. Im übrigen können wir uns über ihr Verhalten nicht beklagen. Sie verrichtet die angewiesenen Arbeiten ruhig und sind Fleiß und Leistungen ziemlich ordentlich."

Das der Vergiftung entronnene Mädchen Nana war eine taubstumme Idiotin und ist 1900 gestorben.

Die Tabelle IV zeigt in 4. Generation einen Anlauf zur Besserung infolge ordentlicher Heirat; das Produkt war aber kurzlebig. Die Folge einer bösen Heirat war eine Diebesbande in 5. Generation, deren einzelne Glieder aber intellektuell begabt, in ihren Nachkommen sich bessern können. Das Milieu scheint hier besonders wirksam gewesen zu sein. Ferner findet sich in 4. Generation ein Trinker mit zweifelhaftem

Weibe. Die folgende Generation ist moralisch und sittlich entartet, zum Teil geisteskrank, die 6. Generation ist tot, blödsinnig oder im Zuchthause, die 7. ist idiotisch und tot.

E. Tabelle V. (S. 49.)

Tabelle V ist die unschuldigste. Vom Stammvater Quinto kennt man nur das Gewerbe eines wandernden Keßlers, sein Schicksal und Ende sind unbekannt. Ebenso unbekannt ist seine Frau, die dem Namen nach ebenfalls einer vagierenden Familie entnommen ist. Die Nachkommen waren mit einer kleinen Ausnahme immer auf der Wanderung oder heimatabwesend und ist mir über sie wenig mehr bekannt geworden, als was die Tabelle enthält.

Der Sohn Jos war ein wandernder Keßler und seine Frau auch aus ähnlicher Sippe. Der Sohn Jos dieses Paares war seßhaft, intelligent, besonders geschickt in allerlei mechanischen Künsten und Flickereien, ein Musikante, lustige, leichte Haut und schwerer Trinker. Er starb an Schwindsucht, wie sein Vater. Die übrigen Geschwister sind weit weg, gestorben oder verschollen. Dieser Familienzweig scheint dem Untergang geweiht zu sein.

In der 5. Generation einer zweiten Linie tritt wieder einmal eine Vagabundierende aus Valle Fontana als Ehefrau auf. Die Nachkommen heiraten mit Vorliebe aus ähnlichen Geschlechtern (Zero, Bavini, Sorreda) und sind im männlichen Geschlechte dem Aussterben nahe. Die ganze Gesellschaft bestand aus armen, wandernden Leuten, Korbflechtern, Keßlern usw., die oft Gemeindeunterstützung bedurften, nichts besonders Böses von sich hören ließen, aber allenthalben vom Volke mit Vorsicht aufgenommen wurden.

F. Tabelle VI. (S. 50—53).

Tabelle VI zählt ein großes Volk. Der Stammvater Sesto war Wandersmann, sein Schicksal ist in Dunkel gehüllt, Ort und Zeit seines Todes meldet keine Sage, kein Lied. Er war zweimal verheiratet, seine Frau aus der vagabundierenden Familie Heiser, der wir auch schon begegnet sind. Von der zweiten weiß man nichts, weder woher des Landes, noch welcher Art.

Der einzige Sohn der ersten Ehe, Paul Jos, war ein kleiner Mann, Analphabet, deutlich schwachsinnig. Er reiste als Flicker, Korbflechter, Keßler herum, hatte keinen schlechten Leumund, liebte den Schnaps, sofern er einen bekam, und galt als harmlose Einfalt, mit der man nicht ungern verkehrte. Das Gegenteil stellte die Frau vor, eine Golder, Schwester der Lisa in Tabelle VII, eine große, starke, intelligente Person. Sie führte das Regiment in der Familie, war im Volke unbeliebt und als Hexe gefürchtet.

— 49 —

Tabelle V.

{ Quinto Zero, geb. 1779 in Bernau, gest. ?
  Ida Cotti aus ?

I. { Jos Zero, geb. 1808, gest. 1856 an Schwindsucht.
     Nora Artus von ?

1. { Jos, geb. 1846 in Dallingen, gest. 1886 in Xand, Trinker, schwindsüchtig.
     Ida Bertold aus Xand, gest. 1882.

2. { Eva Elsa, geb. ? in Dallingen, gest. ?
     Karl Stapfer aus Ollingen.

3. David Eugen, geb. 1844 in Dallingen, Senn in Schwaben.

4. Nora Zero, verschollen.

5. Lea, gest. in Amerika.

a) Paul Eugen, unehel., verschollen.

II. { Paul Zero, geb. ?, gest. ?
      Helena Ferini aus ?

1. { Karl Eugen, geb. 1806 in Seedorf, gest. 1882 in Sarnthal.
     Ida Bamani aus Valle Fontana, gest. 1888.

a) { Paul Eugen, Fischer in Sarnthal.
     Nana Zero de Paul Jos siehe Tab. II.

b) { Paul Karl in Flumingen.
     Klara Bavini aus Neuhofen, geb. 1827, gest. 1898.

c) { Paul Jos, gest. 1886 in Tierburg. Korbflechter.
     Nora Sorreda von Zaralpen, geb. 1848, gest. 1886.

α) Karl Eugen, geb. 1862 in Bernau.
β) Ottilie, geb. 1877.
γ) Ida Olga, geb. 1869.
δ) Eva, geb. 1875.
ε) Nana, geb. 1866.

αα) Irma, unehel. geb. 1894.

α) Nina, geb. 1854.
β) { Klara, geb. 1865.
     Gallus Moro von Bernau.
γ) { Paul Eugen, geb. 1861 in Bernau.
     Sina Wandolf aus Sillau.

αα) Sina, geb. 1888.
ββ) Klara, geb. 1890.
γγ) Nesa, geb. 1893.
δδ) Karl, geb. 1897.
εε) Irma, geb. 1899.

α) { Olga, geb. 1870 in Bernau.
     Emil Bruger von Heimburg.
β) Tina, geb. 1877 in Tonwald.

Jörger, Psychiatrische Familiengeschichten.   4

Tabelle VI.

{ Sesto Zero, geb. 1785 in Thorberg, gest. ?
  Nana Heiser, 1 Kind.
  C. Eigel, 3 Kinder (siehe S. 52). }

I. { Paul Jos Zero, geb. 1812 in Sarnthal von der Heiser, gest. 1890, schwachsinnig.
    Lea Golder, geb. 1817, gest. 1881, Schwester der Lisa in Tab. VII. } 12 Kinder

(Fortsetzung S. 52.)

1. Jos Eugen, geb. 1844, schwachsinnig, ledig, gest. 1874 am Typhus.

2. { Karl Eugen, geb. 1846, Trinker, geisteskrank. Emma Gafer aus? } { 1 Kind totgeboren. 1 Kind 1 Tag alt gest. }

3. { Paul Eugen, geb. 1849. gest. 1903. Minna Schneider aus Xand. } {
   a) Albanus, geb. 1871, reizbarer Charakter.
   b) Elsa, geb. 1882.
   c) Nana, geb. 1876, Dirne, Diebin.
   } {
   α) J. Karl, unehel. geb. 1879, idiot.
   β) Paul, geb. 1899, gest. 1899, unehel. Ehebruchskind.
   }

4. Nana Elsa, geb. ?, gest. 1874, an Schwindsucht. {
   a) Paul Jos, unehel. geb. 1864 in Sarnthal. Nora Griso von Sorberg.
   } {
   α) Paul, unehel. geb. 1893 in Sonnenstein, durch spätere Ehe legitimiert.
   β) Erika, geb. 1895 in Sorberg, gest. 1895.
   γ) Olga Nana, geb. 1897 in Bassingen.
   }

5. { Olga Elsa, geb. 1845 in Oldenhof. Huser von Maienfurt, geschieden von einer anderen Frau. }

6. { Cäsar, geb. 1854, schwachsinnig. Helena Carini von St. Anton, schwachsinnig. } {
   a) Helena, geb. 1881.
   b) Marius, geb. 1882, rachitisch, Gefängnis.
   c) Noah, geb 1883, gest. 1884, rachitisch.
   d) Olga, geb. 1884.
   e) Noah, geb. 1887.
   f) Karl, geb. 1891.
   }

7. { Simon Alexius, geb. 1852, schwachsinnig. Lina Weihmann von Maienfurt, schwachsinnig. } {
   a) Elsa, geb. 1881, idiotisch und lahm.
   b) Lea, geb. 1882, nervenkrank.
   c) Lina, geb. 1886, gest. 1886.
   d) Peter, geb. 1884, gest. 1886, angeborener Herzfehler.
   e) Eugen, geb. 1887, gest. 1887.
   f) Joseph Eugen, geb. 1889, schwachsinnig.
   g) Martha, geb. 1892, leicht schwachsinnig.
   h) Anton, geb. 1891, gest. 1891.
   i) Peter, geb. 1893, gest. 1893.
   k) Olga, geb. 1896, mittlere Begabung.
   l) Paul, geb. 1899, gest. 1902.
   m) Lisa, geb. 1900.
   n) Henriette, geb. 1901, gest. 1903.
   }

8. { Nora, geb. 1857, gest. 1903. Gunzo C. von Morfingen } geachtete, fleißige Bauersleute.

9. { Kurt Eugen, Trinker. Elsa Nana Zero s. Tab. VI. }

10. { Peter, geb. 1836, gest. 1873, Trinker. Schulz Martha, Dirne von Sauerheid. }

11. und 12. Namenlos als Kinder gest.

Tabelle VI (Fortsetzung).

Wiederholt von S. 50.
{
Sesto Zero, geb. 1785 in Thorberg, gest. ?
Nana Heiser, 1 Kind (siehe S. 50).
C. Eigel, 3 Kinder.
}

II. { Peter, geb. 1816 in Petersberg, gest. 1913, Paralysis agitans (Schüttellähmung). Emma Elster von Altkirch, 5 Kinder, gest. Elsa Carini von St. Anton, gest. 1888, Selbstmord, keine Kinder. } 1 unehel. Kind des des Vaters und die 5 ehel. Kinder

III. { Alexius Urban, geb. 1820 in Farnheid, gest. 1894, Trinker. Nora Milder, geb. 1820, gest. 1887. } 6 Kinder

IV. { Elsa Zero, geb. 1822 in Farnheid. Valerian Linke von Xand. } 1 Kind

1. Kind, unehel. von Olga Elsa (siehe Tab. VII), gest. 1836.

2. {Ida Nana, geb. 1843.
Paul Bertold.}
 - a) Karl, unehel. geb. 1867, ex alio Zero, Schmied.
 - b) 3 gesunde Söhne von Bertold, 1 Kind gest. 1 Tochter, schwachsinnig, schielt.

3. Emma, geb. 1849, gest. 1891, schwachsinnig.
 - a) Paul, unehel. geb. 1879 aus Ehebruch, pathologischer Charakter und zwerghaft.
 - b) Eugen, unehel., als Kind gest.

4. {Nana Elsa, geb 1847, gest. 1885.
Kurt Eugen Zero (Tab. VI), Trinker, Geschwisterkinder.}
 - a) Maria, geb. 1872, schwachsinnig, schielt.
 - b) Nora, geb. 1876, begabt.
 - c) Cordula, geb. 1879, schwachbegabt.
 - d) Elsa, geb. 1880, gest. 1880.
 - e) Emma, geb. 1882, gest. 1882.
 - f) Peter, geb. 1883, gest. 1883.
 - g) Eugen, geb. 1877, gest. 1877.

5. {Lina, geb. 1849, schwachsinnig.
Karl Sauer aus Xand, Trinker.}
 - a) Alma, unehel. geb. 1884, gest. 1887.
 - b) Lina, unehel. geb. ?, gest. 1876.
 - c) Paul, legitim, schwachsinnig und Stotterer.
 - d) Peter, legitim, schwachsinnig.

6. {PeterEugen, geb.1853, gest. 1917, Suicid.
Ida Reiner, unehel. von Mardorf.}
 - a) Lina, geb. 1885, gest. 1886.
 - b) Daniel } Zwillinge, geb. 1886.
 - c) Eugen
 - d) Achilles, geb. 1888.
 - e) Daniel, geb. 1883, gest. 1883.
 - f) Affra, geb. 1895.
 - g) David, geb. 1893.
 - h) Adele, geb. 1898.

1. {Olga Elsa, geb. 1859.
Paul Imann von Mühldorf.}

2. {Jos Eugen, geb. 1852, Trinker.
Lea Cazini von Rechingen, geb. 1846, geistig abnorm.}

3. Peter, geb. 1849, gest. 1884, Dieb.

4. Nora, geb.1847, gest.1878, Idiotin, Dirne.
 - a) Kind, unehel. totgeboren.

5. Olga Sina, geb. 1857(?), verschollen.

6. {Helena, geb. 1856.
Jeremias Nero aus Italien.}

1. {Nana, unehel. von einem andern Manne, geb. 1849, mittelbegabt.
P. Wolzer aus Maierzell.} { 11 Kinder.

Die Golder, aus Deutschland herkommend, sind Nachkommen der Heimatlosen. Die Mutter der Schwestern Golder war eine Einheimische aus dem Keßlergeschlechte der Imann, ein kleines Weibchen „mit einem Affengesicht". Sie rauchte fleißig Tabak aus einem Stummelpfeifchen und war als Hexe gefürchtet und verschrien. Diesen Ruf quittierte sie unter grinsendem Lachen mit der Vorstellung: „Jetzt kommt das fromme Weibchen."

Das Ehepaar Paul Jos Zero-Golder hatte im ganzen 12 Kinder, von denen zwei Namen der Zivilstandsstatistik entgangen sind. Der Sohn Jos Eugen, leicht schwachsinnig, starb in jungen Jahren an Typhus.

Karl Eugen war ein pathologischer Trinker und kam als solcher im Jahre 1890 in die Irrenanstalt. Er war von jeher ein aufgeregter, zorniger Mensch, fiel einmal, wahrscheinlich im Rausche, von einer Heudiele und erlitt dabei eine Hirnblutung. 1890 hatte er Delirium tremens, im Anschluß daran epileptische Anfälle mit Sprachstörung und Verfolgungswahn. Mehrmals wollte er sich mit dem Rasiermesser oder dem Revolver das Leben nehmen oder trachtete davon zu laufen. In seiner Jugend, auf seinen endlosen Wanderungen als Verzinner, Keßler, Schirmflicker, hatte er, nach eigener Angabe, einen Tripper oder Schlimmeres geholt. Mit seiner Frau, die nicht zum ordentlichen Vagabundenstamme gehört und einen leidlich guten, energischen Eindruck macht, lebte er in beständigem Streite und Zank. Früher mehr nur periodischer Trinker, besserte er sich in der letzten Zeit vor der Anstaltsbehandlung dahin, daß er fast jeden Abend seinen Rausch hatte. In der Anstalt bot er körperlich das Bild der Pseudoparalyse mit Lähmungen und Sprachstörungen. Geistig waren auffällig die hochgradige Gedächtnis- und Urteilsschwäche und die völlige Verkennung seines Zustandes. Bisweilen plagte ihn auch eine schwere Verstimmung mit Lebensüberdruß. Er verließ die Anstalt als gebessert, d. h. beruhigt mit wenig Einsicht, stark verminderter Intelligenz und leicht stotternder Sprache. Später war er etwa in angetrunkenem, manischem Zustande zu sehen, wobei er ein ganz läppisches Geplauder anhob. Von seinen zwei Kindern ist eines tot geboren, das andere nur einen Tag alt geworden.

Paul Eugen, ebenfalls von geringer Intelligenz, war zeitlebens einfacher, armer Taglöhner von ungetrübtem Leumund, aber auch dem Schnapse zugetan. Seine Frau war arm, aber ordentlich und ziemlich begabt. Sie führte das Regiment im Hause. — Ihr Sohn Albanus war in der Jugend leichtsinnig und jähzornig. — Die Tochter Nana ist eine Dirne. Sie gebar unehelich den schwachsinnigen Joseph, trieb sich später unter falschem Namen herum, wurde wegen Diebstahls bestraft und zeugte schließlich im Ehebruch mit einem verheirateten Manne einen zweiten Sohn.

Nana Elsa, das vierte der zwölf Geschwister, brachte unehelich den Paul Jos zur Welt und starb in jungen Jahren an Schwindsucht. Der Sohn hatte zunächst ebenfalls einen unehelichen Sohn, heiratete dann seine Geliebte und wechselt häufig den Wohnort, denn seine Kinder haben alle verschiedene Geburtsorte.

Die Olga Elsa hat einen Geschiedenen geheiratet und ist auswärts verschwunden.

Cäsar ist deutlich schwachsinnig, lernte in der Schule höchst wenig, wurde Schuster, heiratete auswärts eine einfältige Bauerntochter. Infolge seiner geistigen Unzulänglichkeit wird er überall herum getrieben und kommt nirgends auf einen grünen Zweig. Über seinen Sohn Marius, der rachitisch war, meldeten die Zeitungen: Der 16jährige M. Z. versetzte dem 74jährigen X. X. nach kurzem Wortwechsel einen Stoß, daß derselbe eine steile Halde hinunter in einen Abgrund kollerte und tot blieb. Der Bursche wurde für dies Vergehen „wegen fahrlässiger Tötung" mit 2 Monat Gefängnis bestraft.

Simon Alexius leidet an Schwachsinn bedeutenden Grades, er ist der schwachsinnigste der ganzen Familie. Er leistete in der Schule nichts und hat eine noch Schwachsinnigere aus Vagantenkreisen geheiratet. Wie seine 13 Kinder, von denen 6 gestorben sind, geistig ungefähr geartet sind, sagt die Tabelle. Die Familie ist in hochgradiger Armut, der Vater Taglöhner und Viehhirte.

Nora, die gut begabt gewesen sein soll, errang sich auswärts einen Bauer zum Ehemann. Die beiden Leute galten als ehrenhaft und waren fleißig. Sie haben keine Nachkommen.

Peter trieb sich als lustiger Handorgeler überall da herum, wo es zu trinken gab und starb im Zeichen der Trunksucht. Seine Frau ist eine Dirne, die viel mit der Polizei zu schaffen hat und wegen verweigerter Unterstützung in querulantenhafter Weise bis an die obersten Instanzen rekurriert.

Peter, der zweite Sohn des Sesto, aber von anderer Mutter, ist ein kleiner Mann und war früher wandernder Kesselflicker. Seine Kenntnisse werden in einem Gerichtsakt kurz und bündig dahin gewertet: „Er kann nichts." Bevor er zwanzig Jahre alt war, stiftete er seiner Verwandten, der Kindesmörderin in Tabelle VII, das verhängnisvolle uneheliche Kind. Seit vielen Jahren ist er altersblöde und leidet an Paralysis agitans (Schüttellähmung). — Seine erste Frau, Emma Elster, ist eine Schwester der Nana und der Alma in Tabelle I und II. Sie war viele Jahre lang krank, wahrscheinlich auch eine Hysterica, von Ruf jedoch besser als ihre beiden Schwestern.

Die älteste Tochter dieses Paares, Ida Nana, hatte einen unehelichen Sohn Karl, auch von einem Zero, der ein unbescholtener Handwerker geworden ist. Aus ihrer Ehe mit einem Bauer aus ordentlicher Familie entstammen drei ziemlich intelligente und brave Söhne, die dem Vater gleichen. Eine Tochter hat aber stark asymmetrischen Schädel, schielt und ist stark schwachsinnig. Die Familie war früher auch etwas ruhelos, ist nun aber seit vielen Jahren seßhaft. Die Mutter hat leichtes Schielen, ist intelligent und von der gerühmten Zungenfertigkeit der Elsterweiber. Sie weiß sich ausgezeichnet zu geben und pflegt auch die Kunst des Kartenschlagens.

Die Emma hatte zwei uneheliche Kinder, das eine, ein Ehebruchskind von einem Italiener, ist zwerghaft und pathologisch jähzornig.

Die beiden Geschwisterkinder Nana Elsa und Karl Eugen waren ein ordentliches Paar, er jedoch ein Trinker. Die Kinder neigen zu Schwachsinn, soweit sie noch leben.

Lina ist leicht schwachsinnig, hat zweimal unehelich geboren und dann zur Verbesserung der Rasse einen schweren Trinker geheiratet. Das Experiment ergab zwei Kinder mit „Anflug von Blödsinn", wovon das eine stottert.

Peter Eugen, der jüngste der Geschwister, früher wegen seines Jähzorns unbeliebt, ein kleiner Mann, hat eine uneheliche Tochter, die nicht aus Vagantenkreisen stammt, geheiratet. Die Frau sei ein famoses Weib und leitet die Familie auf guten Wegen. Der Mann ist nüchtern, jetzt geachtet und kommt gut aus. Er hat sich von der Verwandtschaft völlig emanzipiert, weshalb sich der Vater über ihn beklagt, er sei zu vornehm. Die Kinder sind alle begabt und zum Teil auf dem Wege zu geachteten, guten Stellen. Ein schönes Beispiel kräftiger Regeneration!

Alexius Urban, der dritte Sohn des Sesto, war an Gestalt und geistiger Begabung ganz seinen Brüdern ähnlich, trieb auch die gleichen Gewerbe und zog mit der Familie im Lande herum. Er war ein böser Schnapser mit frühzeitigem starkem Zittern. Seine Frau, ebenfalls aus Vagantenkreisen, genoß einen bitterbösen Ruf als Trinkerin und Hexe. Kaum eine andere Familie war ihrer verbrecherischen Neigung wegen so verachtet wie die des Urban. Sie ist im männlichen Stamme ohne Nachkommen, im weiblichen weggeheiratet, verdorben oder verschollen.

Die Tochter Nora war blödsinnig und von häßlichem Aussehen. Sie trieb sich bettelnd, stehlend, zerlumpt und oft halb nackt im Lande herum. Einer Bestrafung ist sie nur deshalb entgangen, weil ihr Blödsinn zu offenkundig war. Jedes Schamgefühles bar, gab sie sich auf offener Straße der Prostitution hin, gebar ein Kind und starb samt diesem an den Folgen der Geburt, verlassen und allein auf einem Ofen in einer fremden Gemeinde.

Der Sohn Jos Eugen war ein schwerer Trinker und Vagabund. Um eine Mitgift von 200 Franken ließ er sich eine ältere Witwe als Weib antrauen, vertrank den Erlös und verließ die Alte. Letztere ist eine abnorme, arbeitsscheue Trinkerin und Querulantin, beständig in den Armen der Polizei und zu Lasten der neuen Heimatgemeinde.

Peter, seines Zeichens Kaminfeger, Keßler, Analphabet und hochgradig schwachsinnig, genoß auch keinen guten Ruf, führte ein arbeitsscheues, liederliches Vagabundenleben und trieb sich unter anderm auch in Italien herum. Er war hochgradigster Trinker, Spezialität Schnapser, litt an allgemeinem Zittern und starb an den Folgen der Trunksucht (Herzdegeneration). Wegen Diebstahls wurde er bestraft, einmal zu 14 Tagen Gefängnis, dann wegen Entwendung einer Kuhglocke zu 4 Tagen Haft, eine dritte Untersuchung wegen Kleiderdiebstahls führte nicht zu dem erwarteten Resultat. Im Jahre vor seinem Tode schlich er den Soldatenmanövern nach, sammelte Patronenhülsen und nährte sich von den Resten der Soldatenkessel. Zum Schlusse der Manöver geriet er in eine lange gerichtliche Untersuchung wegen Gelddiebstahls aus einem Soldatenkantonnement. Stechender Blick, große Kiefer mit vorstehenden Zähnen, dünner Bartwuchs, auffallendes Gebärdenspiel und sonderbare Redensarten zeichneten ihn aus.

Die einzige Tochter des Sesto, Elsa, geboren 1822, klein und unintelligent, hatte eine uneheliche Tochter, Olga Nana. Später verheiratet, lebte sie in Armut und betrieb bis in ihre alten Tage den Bettelturnus ins Schwabenland. Die Tochter war ordentlich begabt und heiratete als erste ihres Geschlechtes einen Wolzer vom Stamme der „vornehmen Keßler", der aber weiter nichts war, als ein charakteristischer Hausierer und Lumpensammler.

Die Tabelle VI zeigt in der 4. Generation allgemein leichten Schwachsinn und Trunksucht der Männer. In der ersten Reihe tritt ein intelligentes, aber moralisch nicht hochstehendes Weib hinzu. Die davon abstammende 5. Generation ist zum Teil schwachsinnig und ebenso die von dieser abstammende 6. Generation. Einige Zweige sind unfruchtbar geblieben. — Die zweite Reihe gleicht in Begabung der ersten, es findet sich aber an zwei Orten eine kräftige Regeneration, sichtlich infolge guter Heirat. — Die dritte Reihe ist in Vater und Mutter nichts wert und ihre Nachkommen, die 6. Generation, zeigen Idiotie, Schwachsinn, Vergehen, Unsittlichkeit und Aussterben.

G. Tabelle VII. (S. 58 u. 59.)

Settimo, der jüngste unter den sieben Geschwistern, war wandernder Kesselflicker mit nicht gerade großem Exkursionsgebiet. Mitunter blieb er auch einige Zeit am gleichen Orte. Als starker, unverbesserlicher Trinker nahm er ein entsprechendes Ende mit Schrecken, indem er auf freiem Felde im Schnapsrausch erfror. Mit 21 Jahren schon Vater, verriet er in der Familie den Charakter des Potatoren, war barsch, gewalttätig und brutal gegen die Seinen. Die Frau durfte nichts sagen, die Kinder prügelte er, nachdem sie schon erwachsen waren, jagte sie aus dem Hause und überließ sie dem Vagabundismus, der Prostitution und dem

Tabelle VII.

{ Settimo Zero, geb. 1791 in Rinzell, Trinker, 1861 im Schnapsrausch erfroren zu Oberau.
C. Meister aus Valle Fontana. }

I. Paul Hektor, geb. 1812, im Krieg in Ital. gefallen.

II. Olga Elsa, geb. 1813, gest. 1844, Kindesmörderin. } 2 Kinder

III. { Nora, geb. ?, gest. ?
X. Scholler aus Tirol. } 1 Kind

IV. Ida Olga, geb. ?, gest. ?, verschollen.

V. { Paul Jos, geb. 1824 in Petersberg, gest. 1902 in Xand, Trinker.
Lisa Golder aus Tirol, geb. 1834, gest. 1903 in Xand. } 13 Kinder

2 unehel. Kinder, 1 verschollen, 1 ertränkt 1836.

1. Paul David Zero, unehel., gest.,
   Tambour bei Garibaldi, Soldat in Afrika usw.
   Irma Bussold aus Deutschland.
   { a) Valerian Nestor, geb. 1876.

1. Alexius, geb. 1868, gest. an Tuberkulose 1890.
2. Paul Hektor, geb. 1858, schwachsinnig, Zwilling zu Elsa.
3. Elsa, geb. 1858, schwachsinnig, Zwilling zu Paul Hektor, 4 Monate Gefängnis.
4. Isidor, geb. 1870, wegen Mißbrauch einer Dementen 7 Monate Zuchthaus.
   - a) Sina, unehel. geb. 1886, gest. 1889, aus Blutschande 1. Grades.
   - b) Eduard, unehel. geb. 1877, gest. 1878.
   - c) Olga, unehel. geb. 1891, gering begabt, in Waisenanstalt.
   - d) Paul, unehel. geb. 1896, gest. 1899, idiot., von Paul Jos durch Ehebruch (Tab. I).
5. Lea Nora, geb. 1850 in Ausbaden.
   Jos Silv aus Varalp.
   Nach Trennung vom Mann ist Lea in Amerika wieder verheiratet.
6. Ernst, Schmied, geb. 1856, Trinker, abnorm.
   Ida Gonella aus Italien, schwachsinnig.
7. Jos, geb. 1866.
   Rachel Buschmann aus Deutschland.
   - a) Ida Olga, geb. 1892, gest. 1892.
   - b) Ernst Eugen, geb. 1893, gest. 1893.
   - c) Ernst, geb. 1894, schwachsinnig, gest.
   - d) Caesar Oswald, geb. 1896.
   - e) Nesa ⎫ geb. 1898, Zwillinge, gest. 1898
   - f) Nora ⎭ und 1899.
   - g) Willi, geb. 1900.
   - h) Adele, geb. 1903.
8. Karl, geb. 1864, Trinker.
   Cazini Sabina von Sillau.
   } Die Frau ist eine Geschiedene und kam gerade aus dem Gefängnis vor der zweiten Ehe. Das Paar ist wieder geschieden.
9. Tina, geb. 1859, gest. ?, verschollen.
10. Lisa, geb. 1862, schwachsinnig, Zwilling zu Nana, gest. 1883, Syphilis.
    { a) Karl, unehel. geb. 1877, gest. ?
11. Nana, geb. 1862, schwachsinnig, Zwilling zu Lisa, jetzt verheir. mit Nuttin Zero, siehe Tab. I.
    - a) Erica, unehel. geb. 1882, schwachsinnig, in Waisenanstalt.
    - b) Noah, unehel. geb. 1885, gest. 1891.
    - c) Casimir, unehel. geb. 1889, gest. 1889.
    - d) Alfons ⎫ Zwillinge, unehel. geb. 1891,
    - e) Paul ⎭ gest. 1892.
    - f) Emma, unehel. geb. 1893, mittelbegabt.
12. Klara, geb. 1873.
    Tobias Dresinski aus Österreich.
    { a) Jos Noah, unehel. geb. 1891, gest. 1891.
13. Martha, geb. 1875.
    Gunzo Peter aus Valle Fontana.
    { a) Olga Sabina, unehel. geb. 1894, mittelbegabt.

Elende. Seine Frau war aus einer fahrenden Familie der Valle Fontana, dem Tale, aus welchem unsere Leute mit Vorliebe ihre Frauen beziehen.

Wie bereits bemerkt, wurden die Kinder schon früh aus dem Hause geschoben. Der älteste Sohn, Paul Hektor, gelangte in jungen Jahren in die Söldnerheere Italiens und fiel in einem Treffen.

Die Tochter Elsa Nora zog vagabundierend herum, heiratete schließlich einen Tiroler und ist verschollen. Ihr unehelicher Sohn wurde, wie der Onkel, Soldat, war Tambour bei Garibaldi, später Fremdenlegionär in Afrika und starb als Polizist im Französischen. Daselbst hatte er sich mit einer Deutschen verheiratet.

Die Tochter Ida Olga existiert nur in den gerichtlichen Aussagen ihrer Schwester Elsa; kein Tauf- oder Sterberegister kennt sie; sie ist ganz verschollen.

Eine schwere Familie hat der jüngste Sohn, Paul Jos, gegründet. Er selbst war ein großer, kräftiger, schön gebauter Mann und trieb in seinem Leben alle möglichen Gewerbe: Kesselflicker, Verzinner, Schmied, Glockengießer, Schinder, Viehhirte, Köhler, Maurer, Fabrikarbeiter usw. In allen Dingen war er recht geschickt, nicht unfleißig, aber ein unzuverlässiger Schnapser. Wenn er seine Ladung hatte, ging's in seinem Hause laut und böse zu und her. In seinen späteren Jahren litt er an epileptischen Anfällen mit der konstanten Neigung, nach rückwärts zu fallen. Er hielt sich bald da, bald dort im Lande auf, in früheren Jahren vorwiegend in der Heimat, später war er viele Jahre auswärts und schließlich kam er wieder heim, um als venerabilis senex auf Rechnung der Gemeinde sein Leben zu beschließen. Seine zahlreichen Kinder genossen schlechtes Beispiel und schlechte Erziehung. Sowie eines laufen gelernt hatte, mußte es sich durchbetteln. Im Frühling wurden sie ins Schwabenland geschoben, im Winter waren sie zu Hause und betrieben neben der Schule den Hausbettel.

Seine Frau war eine Golder, Schwester derjenigen in Tabelle VI, von gleicher Gestalt, aber minder durchtrieben, minder intelligent und nicht gefürchtet. Die Kinder sind zum Teil schwach begabt bis stark beschränkt, wofür der Volksmund die Schuld in den Räuschen des Vaters, wohl nicht ganz mit Unrecht, gefunden hat.

Unter den Kindern sind bemerkenswert die Zwillinge Paul Hektor und Elsa. Ersterer ist ein hochgradig beschränkter, im Wuchs zurückgebliebener Mensch von idiotenhaftem Habitus. Er fristet sein Leben als Keßler und Flicker. Die Elsa ist geistig beschränkt, ergab sich früh und mit Erfolg der Prostitution, vagabundierte herum und gebar 4 uneheliche Kinder, wovon drei jung gestorben sind. Der Vater des einen Kindes soll ihr eigener Onkel sein. Ein anderes zeugte sie im Ehebruch mit einem Geschwisterkind (s. Tab. I), weshalb sie wegen Unsittlichkeit mit 4 Monaten Gefängnis bestraft und in ein Korrektionshaus gebracht wurde.

Weiterhin begegnen wir nochmals zwei Zwillingen, Lisa und Nana. Beide waren geistig beschränkte Straßen-Magdalenen, vagabund und der Unsittlichkeit ergeben. Die Nana speziell ist eine kleine, näselnde, kropfige Trottel und nunmehr Ehefrau des Nuttin in Tabelle I. Von den elf unehelichen Kindern der drei weiblichen Zwillinge sind sieben im Alter unter drei Jahren gestorben. Über die noch lebenden enthält die Tabelle einige Auskunft.

Intelligenter als die Vorstehenden, aber sittlich ihnen gleich, sind die anderen Schwestern Klara und Martha. Letztere hat sich durch Heirat glücklich in der Valle Fontana eingebürgert. Auf manche dieser Töchter, wenn nicht auf alle, paßt in bezug auf Moral, was das früher zitierte ärztliche Gutachten ausführt.

Von den Söhnen ist Karl mittelbegabt, ein Trinker und liederlicher Mensch. Er heiratete eine geschiedene Frau, die damals gerade aus dem Gefängnis kam. Das Paar war später einmal wegen Hehlerei in Sicherheitsverhaft. Jetzt sind die Leutchen wieder geschieden, denn die Liebe ist wandelbar.

Der Sohn Jos hat es, trotzdem er keine Kinder hat, nur bis zum ausgeschätzten Schuldner gebracht und mußte vielfach von der Gemeinde unterstützt werden.

Ernst leistete in der Schule wenig, galt aber als mechanisches Talent. Er wurde Handwerker, aber nur ein höchst mittelmäßiger, und betrieb sein Gewerbe so nachlässig, daß es unter ganz günstigen Umständen doch zugrunde ging. Darauf blieb er ein paar Jahre verschollen. Er ist Potator und ein Sonderling. Seine Frau ist die uneheliche, schwachsinnige Tochter einer beschränkten Italienerin. Sie gebiert viel Kinder und auch Zwillinge, von denen manche sterben. Die lebenden sind schlecht begabt, soweit ihre Jugend ein Urteil darüber erlaubt.

Isidor soll in der Schule ordentlich gelernt haben. Er wurde zunächst Viehhirte und dann Handwerker, kam als solcher auf der Wanderschaft weit in der Welt herum und der Billigkeit halber per Schub auch wieder heim. Als Handwerker hatte er gute Zeugnisse. Im Jahre 1893 versuchte er ein 10jähriges, geistesschwaches Mädchen zu mißbrauchen und bekam dafür nach hartnäckigem Leugnen 7 Monate Zuchthaus. Auch auf andere Mädchen hatte er es abgesehen. Er ist klein, ohne besondere körperliche Auffälligkeiten.

Als ernster Schluß erscheint noch eine Kindesmörderin, Tochter des Stammvaters Settimo. Olga Elsa, geboren 1813 — die Gerichtsakten nennen sie jung und schön —, verlebte eine freudlose, harte Jugend bei ihrem rohen, betrunkenen Vater. Sie ging nur 14 Tage in die Schule, lernte weder lesen noch schreiben, sie benutzte als Unterschrift das Hauszeichen IV, sie lernte kein Handwerk, ,,konnte nur stricken, spinnen und Kinderkappen machen, sonst gar nichts". Bis zum 16. Jahre gehörte sie dem elterlichen Hause an und wurde auf Tagelohn beschäftigt. Dann ging sie ins Schwabenland, wo sie drei Jahre bei einem Bauer als Magd diente. Darauf war sie wieder ein Jahr lang beim Vater, bis sie dieser, der sie oft schlug, nicht mehr an seinem Tische dulden wollte. Nun begann sie ein unstetes Wanderleben, zog von Dorf zu Dorf, hausierend mit Bändern und Faden, welche Ware sie gegen Lumpen und Nahrungsmittel eintauschte. Dazwischen verblieb sie einige Tage bei Bauersfrauen als Spinnerin. Heuställe waren meist ihr Nachtquartier, von woher sie auch ihre Kinder holte. Anno 33 wurde sie von einem Heimatlosen, der ihr die Ehe versprochen hatte, geschwängert. Sie gebar bei fremden Leuten ein Mädchen und kam dann mit dem Kinde heim zu den Eltern. Der entrüstete Vater bedrohte sie mit Totschlagen, worauf sie das elterliche Quartier wieder verließ und mit dem Kinde an der Brust neuerdings im Lande herumzog. Unter den üblichen Heiratsversprechungen wurde sie ein zweites Mal von dem Sohne ihres Onkels geschwängert. Als die schwere Stunde nahte, wagte sie sich nicht heim zu dem harten Vater, und aus dem Hause, in das sie während einer Nacht, von Geburtswehen geplagt, sich eingedrängt hatte, wurde sie am Morgen ausgewiesen Ihr bald dreijähriges Mädchen, welches sie bis vor kurzem mit ihrer Milch genährt, an der Hand führend, wankte sie aus dem Dorfe und gebar im Freien stehend, so daß das Kind zur Erde fiel. Sie hob es auf, wickelte das schreiende Wesen in die zerlumpte Schürze, begab sich, von einem zufällig Vorübergehenden aufgeschreckt, an den nahen See. Dort ließ sie das Bündel nach langem Besinnen, indem sie das Kreuzzeichen darüber machte, „im Namen Gottes" in das Wasser fallen und wagte nicht mehr hinzuschauen. Die Nachgeburt warf sie ins Gebüsch. Während dies geschah, pflückte das ältere Kind Blumen in der Wiese und sang dazu. Der nächste Weg der beiden ging nach der Kirche, denn es war Sonntag. Unter der Kirchentüre, dem Platze der Verachteten stehend, lauschten sie den ernsten Klängen des Hochamtes und dem Gesange der Gerechten. Am Nachmittage wanderten sie wieder zum stillen See hinaus; die Mutter aber wagte nicht, nach dem versenkten Bündel zu spähen. Nach wenigen Tagen wurde sie gefänglich eingezogen und gestand sofort offen und freimütig ihre Tat. Mit Aufbietung aller Kräfte wehrte sie sich gegen die Wegnahme ihres Mädchen, weil sie fürchtete, es komme zu dem rohen Vater. Was aus dem Kinde geworden, weiß niemand. Der Verteidiger der Mutter hatte großmütig auf sein Honorar zugunsten dieser unglücklichen Waise verzichtet.

Das Gericht beschloß, gegen die Täterin „wegen gefährlicher Kinderaussetzung" auf den Tod zu klagen. Dabei ergab sich eine Schwierigkeit. „Durch einen Straßenbau war die bisherige Richtstätte und das Hochgericht abgetragen und als solche völlig unbrauchbar gemacht worden. Daher schien es bedenklich, über einen Kriminalfall einzutreten und abzuurteilen, bei welchem auf Tod geklagt, die Möglichkeit der zu erkennenden Todesstrafe vorhanden war, und man konnte es nicht darauf ankommen lassen, bei möglicher Fällung eines Todesurteiles die Vollstreckung desselben auf eine unbestimmte Zeit hinaus verschieben zu müssen. Es wurde daher beschlossen, Anzeige an die Regierung zu machen mit dem Ansuchen, es möchte hochdieselbe auf Ausmittlung einer neuen Richtstätte Bedacht nehmen. Es soll jedoch dieses Gesuch nicht speziell auf vorliegenden Kriminalfall, sondern im allgemeinen bloß auf die Notwendigkeit einer Richtstätte gestützt werden." Die unglückliche Kindesmörderin ist also die direkte Ursache der Errichtung eines neuen Landesgalgens. Einem späteren, dankbaren Geschlechte liegt die Verpflichtung ob, ihr dafür ein Denkmal zu setzen!

Olga Elsa wurde übrigens, trotz dieser bedrohlichen Präludien, nach einer glänzenden Verteidigung, zu nur 10 Jahren Zuchthaus verurteilt. Die medizinische und psychologische Erwägung des Urteils ist ein wahres Meisterstück von Gründlichkeit, Ernst und wirklicher Sachkenntnis.

Im Zuchthause machte die Verurteilte 1840 im Komplott einen Fluchtversuch und wurde dafür mit 2 Tagen scharfem Arrest bestraft. Sie starb daselbst 4 Jahre später an der Wassersucht.

Interessant ist ein Vergleich der Olga mit der Kindesmörderin Lina in Tabelle IV. Die beiden sind total verschieden. Letztere ist eine gemütsrohe, jeder Kindesliebe bare Degenerierte, diese hier muß ich, in Übereinstimmung mit dem Gerichtsurteil, hauptsächlich als das Opfer widriger Verhältnisse auffassen. In der Geschichte der Lina finde ich nicht einen Zug, der zum Mitleide oder Erbarmen stimmen könnte, während das Schicksal und die Tat der Olga ein Trauerspiel darstellen, das beinahe Steine erweichen könnte. Besonders sympathisch berührt die Liebe zu ihrem Mädchen, dessen dunkles Schicksal die Mutter mehr schreckt als der drohende Galgen. Ist das nicht Gretchen aus Goethes Faust? Der friedlich stille See, das versenkte blutige Bündel — das blumenbekränzte, singende Kind, die verzweifelte Mutter — der versöhnende Orgelklang und der Schlag der Axt, welche den neuen Galgen zimmert, erwecken Gefühle, die einen Dichter zur Tat antreiben könnten!

In Tabelle VII fanden wir einen chronischen, entarteten Alkoholiker als Stammvater dritter Generation. Die vierte Generation zeigt Vagabundismus und Verbrechen. Ebenfalls in 4. Generation treffen wir einen Potatoren, dessen Nachkommen 5. Generation Schwachsinn und fast allgemeine Unsittlichkeit aufweisen. Die 6. Generation zeigt neben Schwachsinn große Kindersterblichkeit, besonders bei den unehelichen. Bemerkenswert ist das wiederholte Auftreten von Zwillingsgeburten.

Nachtrag 1918.

Die Familie Zero ist im Jahre 1905 im Archiv für Rassen- und Gesellschafts-Biologie (II. Jahrg. Heft 4) erschienen und später auch ins Französische übersetzt worden. Ich habe seither die Angehörigen der Familie Zero soweit möglich im Auge behalten. Das Schicksal der älteren, damals lebenden Mitglieder auszuschreiben, kann ich unterlassen, weil es sich ganz im Rahmen der Voraussage bewegte. Manche sind, vom Alter gebeugt, zu einem ruhigen Lebensabend gelangt und haben nachher in der Heimat oder in der Fremde ein vergessenes Grab gefunden. Ich habe da und dort in den Tabellen einzelne Ergänzungen angebracht. Den ursprünglichen Text aber nicht verändert, weil keine Veranlassung dazu vorlag.

Die letzten Zeiten haben den Zusammenhang unter den Wandersleuten gebrochen, freiwillig oder gezwungen haben manche Zeros das Leben des „Landreisenden" fast völlig aufgegeben. Dadurch haben sie ihre angestammten Erwerbsquellen, die sie ernährten, verloren, und weil sie sich dem bürgerlichen Leben nicht anzupassen oder mit ihm nicht Schritt zu halten vermochten, fielen sie familienweise einer langweiligen und eintönigen Armut zum Opfer. Die Unterstützungslast, welche die Heimatgemeinde zu tragen hat, ist daher, trotzdem die Zahl der Zeros abgenommen hat, stetig gewachsen, von Fr. 1494 im Jahre 1895 auf Fr. 3000 im Jahre 1916. Nach allen Himmelsrichtungen mußten Unterstützungen geleistet werden, unter anderem an verschiedene Orte Frankreichs und Deutschlands. Die Gesamtsumme der Unterstützungen beträgt vom Jahre 1895 bis 1916 ungefähr 38 000 Fr.

Die einzelnen Tabellen seien noch durch folgende neuere, beachtenswerte Nachrichten ergänzt: Hoffnungen und Befürchtungen der Tabelle I ruhen noch auf den Nachkommen der beiden Brüder Jos Paul (4) und Cäsar (8). Von den beiden noch lebenden Töchtern des ersteren hat Eva Esther (c) Eheanschluß bei den Markus gefunden; Elsa (g) war im späteren Leben eine unbescholtene Dienstmagd, ist nun aber wegen Tuberkulose in dauernder Pflege. Der Sohn Paul (d), verheiratet mit einer Tochter aus psychisch schwer belasteter Familie, ist in Gestalt, Haltung und Gebaren ganz das Abbild der väterlichen Ahnen, und ein unzuverlässiger Potator. Seine sechs noch schulpflichtigen Kinder sind alle körperlich und geistig minderwertig, haben zum Teil Zwergwuchs und idiotischen Habitus, kränkeln an Skrofulose, und besuchen die Schule ohne namhaften Erfolg. Von den zwei älteren Knaben, die durch ihr freches Gebaren auffällig sind, mußte der eine wegen seiner Bubenstreiche den Eltern weggenommen und einer Erziehungsanstalt übergeben werden.

Die sechs Kinder Cäsars schielen und sind schwach begabt. Karl Cäsar (b) mit der kräftigen Gestalt des Vaters hat sich als Pseudologe und durch wiederholte Diebstähle einem weiteren Gesellschaftskreise und bei den Gerichten bekannt gemacht. Er ist bereits mit einer Tochter aus Wanderkreisen verheiratet. Paul Gregor (h) zeigte schon als Schulknabe kleptomanische Anlagen, ist als „Lumpazi" über die Landesgrenze gegangen und jenseits derselben schon viermal wegen Diebstahls bestraft worden. Alfred (l) hat ähnliche Neigungen wie seine Brüder.

In Tabelle II verdient die Familie des Paul Albert (5) besondere Beachtung. Der Sohn Alexius (a) ist schwach begabt und führt das Leben eines wandernden Hausierers; die Rosa (c) ist gut begabt und hat illegitim geboren. Der schwachsinnige Paul Albert (e) ist zur Zeit verschollen. Die intelligente bei Bauersleuten erzogene Tina (a) leidet unter melancholischen Verstimmungen und hat Zuflucht und Trost in einem Kloster des Auslandes gesucht.

In Tabelle III hat sich die Regeneration in der Familie des Karl (2) bewährt. Die Nachkommen bewegen sich ohne Ausnahme im Rahmen gesunder bäuerlicher Kreise, und haben die Anlagen der väterlichen Ahnen abgestreift.

In Tabelle IV pflegt noch Oskar (2) mit seiner Familie das Wanderleben nach alter Vätersitte. Die beiden Kinder des verunglückten Hektor (3) sind wohlgeraten. Starke mildtätige Hände haben sie nach dem Tode des Vaters über Wasser gehalten und der bürgerlichen Arbeit zugeführt. Der wegen seiner Diebstähle ausgezeichnete Louis Karl (1) hat seine frühere Konkubine, eine Witwe, geheiratet, und ist ohne legitime Nachkommen. Mit den Gerichten hat er nichts mehr zu tun gehabt. Er wird aber von den Nachbarn mißtrauisch betrachtet und wechselt bisweilen seinen Wohnort.

In Tabelle IV sind die Kinder des Cäsar (6) alle schwach begabt und eines derselben Idiot. Die Familie wechselt häufig den Wohnort. Die Kinder des Simon Alexius VII haben sich soweit es ihre schwache geistige Begabung zuließ, gut gemacht. Sie sind Dienstboten und dadurch dem Milieu der Sippe glücklicherweise entzogen worden.

Peter Eugen II, der eine kräftige und brave Familie gründete, hat in Melancholie durch Suicid geendet. Die Ehe seiner Schwester Ida Nana (2) mit einem Bauern zeigt in mehreren Enkeln Rückschläge zum Charakter der mütterlichen Ahnen, die zu schweren Befürchtungen Veranlassung geben.

Das Bild der Tabelle VII ist ständig belebt durch zahlreiche Unterstützungen, Unsittlichkeit der Töchter, Polizeischub, und Potatorium, auch einzelner zugeheirateter Frauen, das ab und zu wirkungslos unterbrochen wird durch einen unfreiwilligen Aufenthalt in der Korrektionsanstalt. Die ganze Sippe entbehrt noch immer der Anpassungsfähigkeit an ein geordnetes bürgerliches Leben.

Erster Anhang.

Da es interessiren dürfte, wieviel von der jennischen Sprache noch bei den Zero und Verwandten trotz jahrzehntelanger Trennung vom ursprünglichen Sprachquell sich erhalten und was Neues hinzugekommen, habe ich eine Wörtersammlung angelegt. Sie enthält zumeist nur die Stammwörter, ohne die Ableitungen und Kombinationen mit den deutschen Vorsilben: ab, zu, ver usw. Die Grammatik des Zero-Jennisch ist ganz und gar die der deutschen Lokaldialekte. Meine Sammlung habe ich verglichen mit J. R. Train, Wörterbuch der jennischen Sprache, 1833 und mit der Freistädter Handschrift (Archiv für Kriminal-Anthropologie von Prof. Groß 1899). Was ich in den beiden nicht gefunden, ist mit einem Stern bezeichnet, stark abweichende Ausdrücke sind in Klammer beigesetzt.

Der Sprachschatz der Zero ist nicht mehr groß. Doch kommen die Leute unter sich damit vollkommen aus und niemand anders versteht sie. Auffallen wird das Fehlen aller Zahlworte, wofür sie die deutschen anwenden. Ferner ermangeln sie der Worte für Wochentage und Monate, Tiernamen sind sehr spärlich, Pflanzennamen fast gar nicht vertreten; sie haben nur wenige Bezeichnungen für Erscheinungen der Natur (Donner, Blitz usw.). Namen für Handwerker und Werkzeuge gibt es ebenfalls nur ganz wenige, dagegen auffallend viel Ausdrücke für Geld.

Wörterverzeichnis.

butten = essen, fressen, füttern, weiden. Hest z, butta düst = hast du gefüttert.
buser = die Furcht, der Feigling.
bumsen* = fürchten.
baternallen (paternollen) = beten.
buglen (buckeln) = tragen.
blosen* oder blasen = trinken.
brünlig* = Kaffee.
bräme* = Pfanne.
brige* = der Esel.
biberisch = kalt, verbiberischen = erkalten, erfrieren.
begeren = sterben, begeri (begerei) = Krankheit, begererpflanzer = Arzt.
bais = Wirtschaft, baiser = Wirt, baiserin = Wirtin.

betzig (betz) = das Ei.
busi (bosel) = Fleisch.
buffnen* = Schulden machen.
buxen = Hosen.
bennen (bennreteln) = reden.
beduren* = bereuen.
büffel* = der Stier.
blig* = Geld (Kleingeld).
brilla* = Kloster, katholisch.
bümmerlig (bummerle) = der Apfel.
blutzen* = löschen, verblutzen = verlöschen.
bstüben = bekommen.
boinen = schwängern, begatten.

düsen* = geben.
dost* = aufmerksam.
dirchen (dichenen) = betteln, dircher = d. Bettler.

dupfen = stechen, metzgen, dupfer = der Metzger, verdupfen = erstechen.
deberen (madiwwern) = reden.
doberi (dobri) = Tabak, döberlig = Tabakpfeife.
duft = die Kirche.
dalfen = betteln.
danusern* = weinen.
dampf* = neidig.
döberlen = rauchen, Doberiglinga = Tabakpfeife.

fetzen = abschneiden, verwunden, fetzer = Metzger.
flutscher = der Fisch (floßling).
flutschig = naß.
flude = das Wasser.
flodern = waschen.

funken = brennen, verfunken, abfunken = verbrennen, abbrennen, funk = Feuer.
flebbe = Brief, Schriften.
femer = Hand (fehme).
fisel = der Knabe.
feberlen = schreiben, febera = Feder.
flosch = Schiff.
flüßlen (flößlen) = regnen pissen.
fragglen* = freveln, ausführen.
fritze* = das Zeichen, Zinken.
flammer (flamme) = die Schürze.
funi* (fusel) = Schnaps.
füklete* = Schnaps.
flotsch = Fisch.
flotschen = regnen.
funk in der läli = Abendrot.
freier = Mann, Freund.

grimmig = viel, reich, dick, groß. e grimmige gaia = ein dickes Weib. e grimmige ruoch = ein reicher Bauer.
güschi (gische) = der Hut.
gschutzt = verrückt, dumm.
ganfen = stehlen.
gasche = die Leute, Menge Familie.
galma* = viel Kinder, die Schule.
gfahr = das Dorf.
glis (gleiß) = die Milch.
grünlig = das Gras.
gerblen* = erbrechen.
gaia = das Weib; auch = ein Franken!
grandig = groß.
gelmeli* (galm) = das Kind.
gaulig* = warm.
gibera* = Gais, Ziege.
grebe* = das Schwein.
gare* = der Wagen.

gätschig* = klein. e gätschige fisel = ein kleiner Knabe.
gräbeln* = verenden.
ginggel* = die Katze.
giel* = der Mund.
gritsche* = die Laus.
gallach = der Pfarrer.
glattert (glätterling) = der Tisch.
grütscherei = Gericht.
gneusen = nicht verstehen
guffen = schlagen.
gwant = vornehm, gwanter senz = vornehmer Herr.
gori = Schnaps.
grafflig = stark.
gari = männlicher, minsch = weibl. Geschlechtsteil.
gani = Gans.
glidler = Bruder, glidleri = Schwester.

holchen = kommen, verholchen = verlaufen, entfliehen, verreisen.
huren* = sein, bleiben, erhurt uf da tritta = ist auf den Füßen, hurt = es ist, hur = bleib da!
härtlig (hirtling) = das Messer.
horbogga (harbogen) = die Kuh.
hanfa (hanfstand) = das Hemd.
helch = Geld, viel Geld.
hitz = die Stube.
hitzlig = der Ofen.
heim di (heim dich) = sei still, schweig, heim di plotza = nimm dich in acht!
holch = schnell.
herlis = hier, sori = dort.

i = ich.
jel* = ja.
jalchen = betteln.
jane = das Jahr.

joli (jodel) = der Wein joli schwächen = Wein trinken.
jaar = der Wald.
jenggi = Männerrock.
jöggelen = geisten.

kafel (schofel) = falsch, schlecht, Aas.
kluftig (kluft) = das Kleid, kluften = kleiden, auskitteln* = auskleiden.
kirmen* = tragen.
klunten (glunden) = huren, klunte (glunde) = die Hure.
knuggern* = sitzen, knugger = der Sitz, knugglig = der Stuhl.
kohl = der Hunger, kollern = hungern.
kübis (kiebis) = der Kopf.
kipp = der Hund.
klingen = musizieren (Violinspielen), klinga = Geige.
knipferne* = Haselnüsse.
kohlen = erzählen, lügen.
krakler = der Zigeuner.
krakeli* = Würmer.
kaflen = schinden, kafler = der Schinder.
kitschen = bringen, schikken, holen.
krämpflig* = der Ring.
kislig = der Stein.
kies = das Geld.
knüsen (kneisen) = kennen.
kohldampf* = der Hungerleider, Neider.
kitt = das Haus.
krönen = heiraten.
kupf (kuffer) = das Heu.
kümmern = kaufen, verkümmern = verkaufen.
kimm* = listig.
kaspern = verführen, betrügen, wahrsagen, Karten schlagen.
kifflen* = maulen, kiffler = Mauler.

5*

kuffen = schlagen, kuffis = Schläge.
knuppa* = die Polizei.
knoblen* = fluchen.
könig = hier, oberkönig = hier oben, unterkönig =hierunten, innerkönig = drinnen, außerkönig = draußen. „könig" wird in allerlei Kombinationen gebraucht an Stelle von Verben, für die kein Ausdruck vorhanden, speziell zu Bezeichnungen, die eine Bewegung vom Orte bedeuten, z. B. linz oberkönig = schau auf, tschan unterkönig = komm herab, tschan außerkönig = komm heraus, tschanen oberkönig = wachsen, linzen oberkönig uf gasche = dienen. pflanzen in unterkönig = begraben pflanzis unterkönig = tu es weg.
kräblen = darben.

läli (leine) = dunkel, dämmerig, Abend, z läli butten = das Nachtessen.
linzen = schauen, sehen, begleiten, linz = pass' auf!
lagg = schlimm, böse, krumm. tschant lagg = es geht schlecht.
lau = übel, das Übel. lautof = es geht nicht gut, nein!
leisling* = das Rad.
lori* = nichts.
lo = nein.
lazert (latzer) = das Schaf.
luus* = die Wanze.
luppera (luppert) = die Uhr.
lehm = das Brot.
lusen* = horchen.
lieni* = der Bauch, Magen.

lobe (lowi) = Geld, wenig Geld.
loli = Polizist.
loli pflanzen = falschmünzen.

mögis* = Geld, viel Geld.
muff* = zornig, böse.
muffen = stinken.
mufften* = verachten.
mäsche* = der Käse.
massig (masslig) = dick.
massig der = der Teufel.
massigruoch = Teufelskerl.
mant* = die Frage.
malignerisch* = krank.
mornen = streiten, kämpfen, more = der Streit.
mengen = verzinnen, menger = der Verzinner.
mera = Mutter.
mangeri = Gewehr.
mangen = fragen.
magaren = merken.
manische gaschi = Zigeunerleute.

nobis = nichts, arm, klein nein.
nepfen* = beißen.
nieschen = finden, suchen.
nuoschen* (nuschen) = d. Schuhe.
nuddle* = die Schüssel, nuddeli = Kaffeeschüsselchen.
nuttern* = sieden.
nolle = der Krug.
naglig* = der Knochen.
nickl = der Teufel, der nickl zupft di = der Teufel holt dich.

olmisch = alt.

pfälzen *= tun, pfälz lau = tu es nicht.
pumpsen* = schrecken.
pflanzen = setzen, bauen, machen.
plotzen* = fallen, verplotzen = umfallen.

pleten = gehen, kommen.
priemen (bereimen) = zahlen.
pos* = das Hintere.
puffa* = dämpfig.
punkisch* = schwanger.
palar = das Dorf.
pari* = der Vater.
plövern* = regnen, plöver = der Regen, der Schnee.
pfede* oder fülli = das Quartier.
plam (plempe) = das Bier.
portel* = der Regenschirm.
paraschuri = Schirm.
putsch = Most.
plump = Blei.
puurisch = teuer.

rötlig = das Blut.
rande = der Sack, die Tasche, pflanz in rande = tu's in den Sack.
ruoch = der Bauer, druochen = die Bauern.
rolle* = der Narr.
rusche (rauscher) = das Stroh.
ratte (ratt) = die Nacht, dunkle Nacht, finster.
roll = die Mühle, roller = der Müller.
rodel* = die ganze Familie.

schupfen = brechen, zerschlagen, einbrechen, verschupfen = verwerfen.
spade = der Stiel, Stecken, Säbel.
scheinen = tagen, schei = der Tag, bim schei butten = Mittag essen.
stübern* = bekommen, erhalten, erreichen.
schmollen* = lachen.
schmusen = antworten, befehlen, bekennen, erzählen, schmusis = Antwort, schmusen tof = rühmen.

schenigeln (schinageln) = arbeiten.
schinlig (scheinling) = Auge.
schniffen = stehlen.
stilig (stieling)=die Birne.
spannen = sehen, spannt nobis = sieht nichts, ist blind.
schmung = Butter, schmunggig = fett.
schicker = die Wirtschaft, der Rausch; trunken.
stenzel* = die Henne.
stoben* = erben, bekommen.
schandell (chandel) = das Licht, Laterne.
schwadeln* = lügen, schwadler = der Lügner.
schnogga* = falsch.
sörlen* = fesseln, asörlen, versörlen = henken, -sörlen = tauschen, z. B. sörlatrappel = Pferdetausch.
schmöcker = die Nase.
strube = das Haar, die Locke, das Gehirn.
spruus (sprauß) = das Holz.
sore = der Dachs.
schix = erwachsenes (ehrbares) Mädchen, schixele = kleines Mädchen.
sprungen = salzen, sprungert = das Salz.
schmulen* = schämen.
schlunen (schlaunen) = schlafen, schlun = der Schlaf.
schränken = schließen, einsperren, schränker = der Schlüssel.
schuoffnen* = tanzen.
scharanziren* = hausieren scharanzirer = der Hausierer.
strade = der Weg, die Straße.

schabern, verschabern = verstecken, brechen, zerstören.
singassa* = die Glocke.
schwächa = trinken.
schunten = scheißen, schunt = Dreck, Kot.
schnibe* = der Löffel.
schnaggen = stehlen.
schaniggleri = Arbeit.
schario = Wagen
stupfer (tupfer) = die Gabel.
stupferne (stupfitze) = die Nähnadel.
schallen = singen, schreien, lärmen.
senz = der Herr, senzer = ein großer Herr.
schuri* = der Polizist.
schnillerna* = Nüsse.
schwalmen* = lügen, aufschneiden.
schründe = Zimmer, Stube.
schränze = kleines Haus, Hütte.
stolfen = warten, stehen.
schnalle = die Suppe.
salzen = plagen, büßen.
schlau (schliech) = gescheid.
schmelz = das Zinn, schmelzer = der Verzin er.
schofel = schlecht.
schlunig* = das Quartier, schofel schlunig = schlechtes Quartier.
strüpflen* = melken.
stammlig (stammerling) = der Baum.
stiel = der Schwanz, Schweif.
stinkel (stinker) = der Stall.
stumpfen = schimpfen.
stecken = schenken.
spekoni* = der Speck.
streiffling = die Strümpfe.
schächer = der Wirt.

sicheren = kochen, sicheri = Küche.
soft* = das Bett, Lager.
Sorri = Ware.
stei = Grenze.
suri = Berg.
staubi = Mehl.
schgufs = Besen.
strigglen = strafen.
schnogg = Dieb.
schoss = Flamme.

toff = gut.
triffler* = der Bruder, Landreisender (Vagabund).
tofis = das Gefängnis.
tosen* = hören, tost nobis = hört nichts, ist taub.
tschanen* = gehen, reisen tschant = fort.
tritta (trittlig) = die Füße, Schuh.
trappeln = reiten, trappel = das Pferd.
tschurra* = die Erdäpfel.
tschumi-kitt = Armenhaus.

ulmerisch* = alt.

verzinggen = anzeigen, verklagen.
verplumpen = verzinnen, verbleien.

winznen* = töten, winzner = der Mörder.
windi = die Türe.
wisslig* = der Zucker.

zausi* = die Wolle.
zäzlig* = Lumpen, Hadern.
zupfen (zopfen) = betrügen, nehmen, holen, arretieren, besiegen; zupfs = nimm's!
zingerlig* = der Vorsteher Präsident.
zopfnen = angreifen, überwältigen.

Zweiter Anhang.
Verzeichnis der Diebstähle der Brüder Louis, Oskar und Hektor in Tabelle IV.

Nr.	Zeit	Gestohlene Gegenstände	Bargeld Fr.	Cts.	Diebe[1]	Bemerkungen
1	1877	2 Taschenuhren und 1 Flöte	3	—	L.	Durch Einschleichen und betrügerischen Einzug
2	1878		4	—	,,	Als Schusterlehrling durch Einschleichen
3	1878		2	—	,,	Aus einem Laden
4	1878	1 Rock, 1 Weste und Hosen	—	—	,,	Aus einer Alphütte
5	1878		1	50	,,	Aus einem Haus durch Einschleichen
6	1878		1	50	,,	Durch Einschleichen, läßt im gleichen Beutel 1 Goldstück zurück
7	1878	Brot und Käse	—	30	,,	Aus einem unverschlossenen Hause
8	1879		—	35	,,	Aus einem Laden
9	1879		2	—	,,	Aus einem offenen Zimmer
10	1879	1 Paar Pantoffeln und 1 Schürze	—	—	,,	Durch Einschleichen
11	1879		3	83	,,	Aus einem unverschlossenen Zimmer
12	1879		2	70	,,	Durch Einschleichen
13	1879	Nichts bekommen	—	—	L. u. O.	Kirchenopferstock erbrochen
14	1879		—	30	,,	Opferstock erbrochen
15	1879	Zigarren, 1 Hut, Schuhe, 1 Messer	15	—	L.	Mittels Einsteigens
16	1879		45	—	,,	Den Schlafkameraden bestohlen
17	1879		10	—	,,	Aus dem Logierwirtshaus, aus einem Kasten
18	1879	5 Brote	—	—	,,	Aus einem Laden
19	1880		5	—	,,	Aus einem Laden. Es war noch viel anderes Geld dort
20	1880	1 Stück Speck, Brot und Käse	—	—	,,	Durch Einschleichen
21	1880		—	60	,,	Einem blinden Manne aus der Tasche genommen
		Summa	97	08		

[1] L. = Louis, O. = Oskar, H. = Hektor.

— 71 —

Nr.	Zeit	Gestohlene Gegenstände	Bargeld Fr.	Cts.	Diebe	Bemerkungen
		Übertrag	97	08		
22	1880	2 goldene Fingerringe	—	—	L.	Durch Einschleichen. Ringe der Geliebten gegeben
23	1880	1 Paar Hosen und 1 Paar Strümpfe	3	—	,,	Durch Einschleichen
24	1880	2 Fingerringe	—	—	,,	Durch Einschleichen. Ringe der Geliebten gegeben
25	1880		9	—	,,	Durch Einschleichen
26	1880	Biskuits	1	50	,,	Aus einem Laden
27	1880		4	—	,,	Aus einem Kaufladen durch Einschleichen
28	1880		1	20	,,	Durch Einschleichen aus einem Kasten
29	1880		2	—	,,	Aus einem Kaufladen
30	1880		3	75	L. u. H.	Beim Pfarrer, Schlüssel im Ofenloch gefunden
31	1880	1 Fernrohr, 2 Messer, 1 Zigarrenspitze, Würste und Kirschen	—	—	L., O., H.	Einbruch am Tage
32	1881		10	—	L.	Einbruch beim Pfarrer
33	1881		30	—	,,	Einbruch
34	1881		20	—	,,	Eingestiegen, nahm einen Teil des Geldes
35	1881		4	—	,,	Aus einem Laden
36	1881		2	—	,,	Einbruch, nur einen Teil des Geldes genommen
37	1881		3	—	,,	Eingeschlichen. Noch 10 Franken im Beutel gelassen
38	1881		5	—	,,	Einbruch
39	1881	1 Fingerring, verkauft für 3 Franken	—	—	,,	Durch Einschleichen
40	1881	Brot und Käse	—	—	,,	Aus einem offenen Zimmer
41	1881		4	—	,,	Durch Einsteigen
42	1881	Zucker, Brot und Zigarren	—	—	,,	Aus einem Laden
43	1881		9	20	,,	Einbruch
44	1881	Brot, Käse und Würste	—	—	,,	Einbruch während des Gottesdienstes
45	1881	1 Paar Strümpfe	—	—	,,	Durch Einschleichen
46	1881	1 Paar Strümpfe	—	—	,,	Durch Einschleichen
47	1881	1 Paar Ohrringe	—	—	,,	Durch Einbruch
48	1881	Manschetten, Hosen, Käse und Brot	—	—	,,	Eingeschlichen
		Summa	208	73		

Nr.	Zeit	Gestohlene Gegenstände	Bargeld Fr. | Cts.		Diebe	Bemerkungen
		Übertrag	208	73		
49	1881	Wollenes Tuch	—	—	L.	Eingeschlichen
50	1881		40	40	,,	Eingeschlichen
51	1881	Butter, Brot, Würste, Käse	—	—	,,	Eingeschlichen. Beute der Geliebten zugetragen
52	1881		1	50	,,	Aus einem Laden
53	1881	1 Fingerring	—	—	,,	Eingeschlichen. Ring der Geliebten gegeben
54	1881	1 Fingerring, 3 Ohrringe	—	—	,,	Durch Einschleichen
55	1881	Speck, 1 vergold. Engel, 1 Geldbeutel	5	—	,,	Eingestiegen. Engel der Geliebten gegeben
56	1881	1 Halstuch, 1 Schürze, Krawatten	—	—	,,	Durchs Fenster eingestiegen
57	1881		17	—	,,	Einbruch
58	1881		15	—	,,	Einbruch. 5 Franken zurückgelassen
59	1881		5	—	,,	Eingeschlichen
60	1881	1 Mundharmonika	2	—	,,	Einbruch
61 bis 63	1881	6 Hüte in drei Malen	—	—	,,	Vom Marktplatz. Beute verkauft und verschenkt
64	1881	Zigarren, 1 Meterstab, 3 Brötchen	—	—	,,	Durch Einschleichen
65	1881		—	35	,,	Durch Einschleichen
66	1881		—	20	,,	Aus einem Laden
67	1881		65	—	L., O.	Durch Einsteigen während des Gottesdienstes
68	1881	1 Taschenmesser, Käse und Brot	—	—	,,	Durch Einsteigen
69	1881	Würste, Schokolade, Zündhölzer, Zucker usw.	—	—	,,	Durch Einbruch
70	1881	Backwerk, Fleisch und 1 Geldbeutel	19	—	,,	Durch Einsteigen
71	1881	2 Fingerringe, Ohrringe, Nastücher, Hemden	2	—	L., O., H.	Durch Einsteigen
72	1881	3 Brote	25	—	L. u. J. Br.	Einbruch
73	1881	Hosen, Hemdenstoff, Tabaksbeutel, Pfeifen, Zucker	—	—	L. u. G. A.	Einbruch
74	1881	Brot, Backwerk	1	07	,,	Einsteigen durchs Fenst.
75	1881	Würste, Fleisch, Eier	—	—	,,	Einbruch
76	1881		10	—	,,	Eingestiegen während des Gottesdienstes beim Pfarrer
		Summa	417	25		

Nr.	Zeit	Gestohlene Gegenstände	Bargeld Fr.	Cts.	Diebe	Bemerkungen
		Übertrag	417	25		
77	1881	Brot, Käse u. Butter	—	—	L. u. G. A.	Durchs Dach in eine Sennhütte gestiegen
78	1881	2 kg Butter aus einer Alp	—	—	,,	Einbruch
79	1881		12	—	L. u. J. Cl.	Durchs Fenster eingestiegen
80	1881	Gichtringe, Schokolade, Tabak	—	—	L., G.A., F.M.	Einbruch
81	1881	Zigarren, Tabak, Seife, Taschentücher	43	—	,,	Durch Einsteigen
82	1881	5 Taschentücher, 1 Geldbeutel	8	—	,,	Durch Einschleichen
83	1881	1 Frauenrock, 1 Seidenschürze und Krawatten	10	—	,,	Einbruch
84	1881		7	50	L.	Einbruch
85	1881	Speck	—	—	,,	Durch Einschleichen
86	1881	1 Buch, Tabak	—	—	,,	Aus einem Laden
87	1881	1 kg Sohlenleder	—	—	,,	Durch Einschleichen
88	1881	1 Henkelbierkrug	15	—	L., Geliebte	Aus einem Laden und einer Wirtschaft
89	1881		7	25	,,	Aus einer Apotheke
90	1886		10	—	L.	Durch Einbruch während des Gottesdienstes
91	1886		44	—	,,	Durch Einbruch, läßt Geld zurück
92	1886		20	—	,,	Durch Einbruch, nahm nur einen Teil des Geldes
93	1886		30	—	,,	Einbruch
94	1886		15	—	,,	Eingeschlichen, nahm nur einen kleinen Teil des Geldes
95	1886		80	—	,,	Einbruch, nimmt nur einen Teil
96	1886		1	—	,,	Einbruch, ließ das Papiergeld liegen
97	1886		6	—	,,	Einbruch gleich nach vorigem Fall
98	1886		9	—	,,	Eingeschlichen, ließ Gold und Banknoten liegen
99	1886		20	—	,,	Eingeschlichen, gleich nach vorigem Fall. Ließ den größten Teil des Geldes liegen
		Summa	755	—		

Nr.	Zeit	Gestohlene Gegenstände	Bargeld Fr.	Cts.	Diebe	Bemerkungen
		Übertrag	755	—		
100	1886		20	—	L.	Einbruch
101	1886		35	—	,,	Einbruch, nahm nur einen Teil des Geldes
102	1886		25	—	,,	Einbruch, nahm nur einen Teil
103	1886		—	20	,,	Eingeschlichen bei seinem früheren Verteidiger
104 bis 109	1889	Verschied. kleine Diebstähle an 6 Orten. Beute unbekannt.	—	—	,,	
110	1894		10	—	,,	Durch Einschleichen
111	1894	2 Schinken	—	—	,,	Durchs Kellerloch eingestiegen
112	1894		1	25	,,	Eingeschlichen, ließ Papiergeld liegen
113	1894		10	—	,,	Am gleichen Tage wie oben, einen Teil liegengelassen
114	1894		50	—	,,	Einbruch. Ließ einen ganzen Haufen Banknoten liegen
115	1894	1 Rock	—	—	,,	Eingeschlichen
116	1894	1 Axt; verschiedene Holzfrevel	—	—	,,	
117	1879		9	—	O.	
118	1879	1 Halstuch	45	—	,,	Einem schlafend. Manne aus der Tasche
119	1879		10	50	,,	Bei einem Turnfeste von einem Stande
120	1879	1 Geldbeutel, 1 Messer	12	50	,,	Aus dem Logierwirtshaus
121	1881		5	—	,,	Durch Einsteigen
122	1881		5	35	,,	Durch Einsteigen
123	1881	1 Hut, 2 Messer, 1 Schnapsflasche, Brot	—	—	,,	Einbruch
124	1881	1 eiserner Löffel	—	—	,,	Durch Einschleichen
125	1881		10	—	H.	Aus dem Pfarrhause durch Einschleichen
126	1881		17	—	,,	Durch Einschleichen, 10 Fr. liegengelassen
127	1881		17	—	,,	Aus einem Laden
128	1881		17	—	,,	Aus einem Laden
129	1881		4	—	,,	Durch Einschleichen
130	1881	1 Geldbeutel, 1 Medaillon	3	—	,,	Durch Einschleichen
131	1881	1 Damenuhr	45	—	,,	
		Summa	1106	80		

Nr.	Zeit	Gestohlene Gegenstände	Bargeld Fr.	Cts.	Diebe	Bemerkungen
		Übertrag	1106	80		
132	1881		20	—	H.	Durch Einschleichen
133	1881	1 rotes Buch, für 50 Cts. verkauft	—	—	,,	Durch Einschleichen
134	1881		42	—	,,	Durch Einschleichen, nahm nur einen Teil des Geldes
135	1881		7	60	,,	Aus einem Laden. Geld vertrunken
136	1881		6	—	,,	Aus einem Laden durch Einschleichen
137	1881		22	60	,,	Aus einer Ladenkasse, hat nur einen Teil genommen
138	1881		30	—	,,	Aus einer Ladenkasse
139	1881		—	70	,,	Durch Einschleichen
140	1881		1	25	,,	Aus einem Laden
141	1881		—	20	,,	Durch Einschleichen
142	1881		—	40	,,	Durch Einschleichen
143	1881		—	50	,,	Durch Einschleichen
144	1881		—	30	,,	Aus einer Ladenkasse
145	1881	1 Hut, Brot, Taschenmesser	—	—	,,	Einbruch
146	1881		3	75	,,	Durch Einschleichen
147	1881		2	20	,,	Durch Einschleichen
		Summa	1244	30		

Die Familie Markus.

Im Jahrgang II (1905) des Archivs für Rassen- und Gesellschaftsbiologie habe ich Leben, Meinungen und Taten der Wanderfamilie Zero beschrieben. Vom Stammvater Paul Jos Zero wird dort berichtet: „Er heiratete eine Markus aus der heute noch vagabundierenden Familie Markus, welche ursprünglich aus dem Deutschen Reiche herkam und den Heimatlosen angehörte. Durch diese Verbindung gelangte der Vagabundismus regelrecht und dauernd in die Familie Zero hinein."

Die Familie Zero ist also gewissermaßen eine „Weiberfamilie", ein mütterlicher Ableger der Markus, aufgepfropft auf einen Bauernstamm, oder eine Bastardierung von Bauer und Vagantin. Es war nun sehr verlockend, auch dem Mannesstamme der Markus nachzuforschen und die Weiberfamilie mit der Männerfamilie in Vergleich zu setzen. So habe ich mir denn vorgenommen, auch dieses Völkleins Werden und Mühen darzustellen.

I. Allgemeines.

Im 18. Jahrhundert kam von Österreich, Bregantium her eine heimatlose Familie Markus in unser Land. Aus dieser Familie fanden zwei Brüder mit ihrer Schwester einen Erwerb als Schinder in einem abgelegenen Hofe der einsamen Berggemeinde Bernau, wo die Schwester in einem Stalle gestorben sein soll. Der eine dieser Brüder hatte in der Folge nur Töchter als Nachkommen, die auswärts verheiratet wurden oder ledig gestorben sind. Der andere Bruder, Abraham Markus, geboren 1807, wurde so lange in Bernau geduldet, bis er durch Zwangseinbürgerung der Gemeinde zufiel.

Abraham war Wasenmeister (Schinder), Flicker von allen erdenklichen zerbrochenen Sachen und ein überaus guter Glockengießer. Seine Kuhglocken sollen jetzt noch hoch in Ansehen stehen. Sein Äußeres soll den Potator verraten haben, „weil er etwas dem Schnapse ergeben war". Sonst wird von ihm gesagt, daß er ehrlich und rechtschaffen war. Er hat nun das besondere Verdienst, der Stammvater einer zahlreichen Familie geworden zu sein, die den Gegenstand der nachfolgenden Darstellung bildet.

Bei seinem im Jahre 1888 erfolgten Tode waren ihm 107 direkte Nachkommen geboren (65 männliche und 42 weibliche), ohne die Kinder der verheirateten Töchter. Davon lebten bei seinem Tode 83 Köpfe (48 Männer, 35 Frauen) — im Jahre 1904 wurden 207 Nachkommen gezählt, wovon 151 (85 Männer, 66 Frauen) am Leben waren. — Im Jahre 1910 war seine Nachkommenschaft auf 254 Menschen gestiegen, und im Frühjahr 1915 ergab sich die Zahl von 371 Köpfen, wenn man die Kinder erster Generation der weiblichen Verheirateten, so weit sie bekannt sind, auch mitzählte. Ein Aussterben dieser Familie ist also nicht zu befürchten, denn die Vermehrung schreitet voran in scharfem Wettkampfe mit dem biblischen Vater Abraham. — Die Nachkommen unseres Abraham, Endglieder einer langen Kette von heimatlosen Wandersleuten, die in die Zeit des 30jährigen Krieges zurückreicht, wie ich in der „Familie Zero" nachgewiesen habe, stellen heutzutage die größte Zahl zu den im Lande herumziehenden Leuten. Wie die Erfahrung der letzten Zeit gelehrt hat, hängen die Markus viel zäher am ungebundenen Wanderleben, als die Zero, von denen nach und nach Stücke um Stücke zu andern Lebensgewohnheiten abgebröckelt sind. Das aufgepfropfte Reis erscheint demnach weniger widerstandsfähig als die wurzelständige Pflanze.

Das Leben der Markus, ihre Gewohnheiten, ihre Eigenart usw. gleichen im übrigen ganz dem der Zeros. Was ich in dieser Hinsicht über letztere in meiner früheren Arbeit geschrieben habe, gilt unverändert auch für die Markus. Auch sie reden unter sich das „Jennische" als Geheimsprache. — Ihrer germanischen Herkunft zufolge trifft man unter ihnen recht viele hochgewachsene, schlanke Gestalten in aufrechter, gerader Haltung, vom blonden, germanischen Typus.

Die Markus haben kaum weniger die allgemeine Aufmerksamkeit auf sich gezogen als die Zero, aber nicht in so großzügiger Art, weniger durch hervorragende Taten einzelner, als durch die Menge gleichartiger Händel, Balgereien, Raufereien und Räusche. Die Markus wirkten zu gewissen Zeiten und bei gewissen Leuten mehr belustigend als abschreckend, wenn sie z. B. mitten im Weichbild friedlicher Dörfer, auch am hellen Tage ihre Familienbalgereien aufführten, und die heilige Hermandad ungenügend bewaffnet oder strategisch schlecht geführt, gegen sie wenig oder nichts ausrichten konnte. Sie wirkten belebend, wenn sie eine Hochzeit feiernd, zu der die ganze Sippe herangezogen wurde, eine Musik voraus, auf zahlreichen Karren dicht gedrängt, engumschlungen, küssend und jauchzend in einer Wolke von Dusel dahergefahren kamen nach dem Liede: „Ein freies Leben führen wir, ein Leben voller Wonne."

Andere Vorstellungen und Auftritte hatten freilich ernsthaftere Gesichter. So die unter dem Namen „Die Schlacht in Oberkirch" bekannte Prügelei, wo ihrer drei Brüder Markus unter Leitung des Schwiegervaters Markus am hellen Tage den friedlichen Dorfbewohnern ein Gefecht lieferten, wobei einem Manne das Bein gebrochen wurde. Nachdem das geschehen, flüchteten die Markus auf ihrem Karren, verfolgt von den ergrimmten Dorfbewohnern. In einem Nachbarort gelang es, zwei der Flüchtlinge im Wirtshaus zu fassen, die andern zwei aber sprangen aus dem Fenster und entkamen heil und gesund.

Wie manchmal kleine Ursachen große Wirkungen haben, und wie die Obrigkeit mit den Markus umging, und sie hinwieder mit der Obrigkeit, darüber hat mir ein Mitteilhaber die folgende Geschichte erzählt. Eine nicht besonders zarte Frau Markus hatte mit Hilfe ihres Sohnes dem Ehegatten ein Loch in den Kopf geschlagen und ihn hierauf bei Gericht verklagt, vermutlich deshalb, weil er sich nicht besser zu wehren gewußt hatte. Aus angestammtem Familiensinn nahmen sich drei andere Markus des Verklagten liebevoll an und beschlossen seine Bedeckung bei Gericht zu übernehmen. Weil gerade Silvesterabend war, hoben sie zunächst ein Saufgelage an, wobei der Schnaps aus Kaffeetassen getrunken wurde. Hierauf wurde der Gerichtspräsident aufgesucht. Im Verlaufe der diplomatischen Verhandlungen ging ein Sessel der Stube in Trümmer. Darauf ging's zum Tanze, denn varietas delectat. Aber mitten aus der Lustbarkeit wurden die vier vom Polizisten und einem halben Dutzend der stärksten Männer in Verhaft genommen und vor die versammelte Gerichtsbehörde geführt, die im Wirtshaus tagte, beziehungsweise nächtigte. Das Gericht hatte ein Einsehen, ließ jedem der Häftlinge noch eine Dosis Schnaps verabreichen, und zum Schlusse zahlte der gutmütige Präsident noch 2 Liter Wein, alles in der guten Absicht, die unheimlichen Gesellen freundlich zu stimmen. Das schien denn auch gelungen zu sein, denn die vier ließen sich ohne Widerstand „sternenhagelvoll" im Schlitten nach dem entfernten Arrestlokal führen. Dort erhielten sie zur Belobigung ihrer guten Aufführung nochmals einen Schnaps.

So viel vermochten aber auch die trinkfesten Markus nicht zu ertragen ohne in eine schadenfrohe Laune zu geraten. Im Arrest allein gelassen, begannen sie alsbald damit, in ihrem Tatendrang den Ofen abzutragen. Nebenbei ging eine Bettstelle und alles, was nicht niet- und nagelfest war, in Fetzen. Dann wurde mittels der schweren Ofenplatte ein ernsthafter Angriff auf das Fenstergitter gemacht. Aber die Dorfbewohner blieben in der Silvesternacht auch nicht müßig. Auf einmal hörten die Eingesperrten das Kommando: „Hydrant Nr. 1: Wasser, Hydrant Nr. 2: Wasser", und nun strömten ganze Sturzbäche in das kalte, dunkelfidele Gefängnis hinein. Diesen boshaften Überfall beantworteten die gefangenen Markus durch ein Bombardement mit den Ziegelsteinen des zertrümmerten Ofens, wodurch ein Feuerwehrmann verletzt wurde. Einem Markus gelang es auch, ein Wendrohr zu fassen, es umzudrehen und den Wasserstrahl auf die Angreifer zu richten. Die völlige Überflutung ihrer guten Stube zwang dann die Belagerten zur Übergabe. Sie wurden gefesselt und in einen Stall eingesperrt. Der eine aber vermochte sich aus der Fessel zu befreien, ging ins Dorf, wechselte seine nassen und zerrissenen Hosen aus und kehrte dann freiwillig wieder in den Arrest zurück, weil er die Rücksichtslosigkeit gegen die Behörden doch nicht allzuweit treiben wollte. Die Folge dieser Silvesternacht war Gefängnis, Korrektionshaus und eine Schadenrechnung von 700 Franken. Derartige romantische Erlebnisse umflechten und beleben das Dasein des frohen Wandersmannes.

Der junge Markus kommt ohne Beihilfe der studierten Hebamme zur Welt, eine Nachbarin oder der eigene Vater entnabelt ihn, sonst hat er keine weitere Hilfe nötig, oder verzichtet darauf. Bei einer andern wandernden Sippe ist das Gebären in Knieellenbogenlage gebräuchlich. Auch diese Kunst ist den Markus bekannt, wird aber nicht geübt.

Der junge Markus wird von der Mutter an der Brust gesäugt, ein Jahr und darüber, oft so lange, bis sein Nachfolger sich regt. Die Geburt wird als gutes Nebengeschäft wahrgenommen in der Weise, daß für den Täufling eine möglichst große Zahl wohlhabender Leute als Taufpaten aufgeboten werden, die sich der kirchlichen Handlung durch Loskauf zu entziehen pflegen. Hie und da soll dann der Irrtum unterlaufen, daß Taufzeugen angeworben werden, wenn auch kein Täufling vorhanden ist.

„Stolz ist der Bursch", heißt das Epitheton ornans des jungen Markus. Trotz seiner oftmals sehr dürftigen Kluft (Kleidung) trägt er sich selbstbewußt und hält auf forsche, äußere Erscheinung. Sein Hut, schief auf den Kopf gedrückt, ist mindestens mit einer Feder geschmückt. Über der Brust baumelt ein großes silbernes Gehänge aus Ketten, die aus Tierbildern (Rossen), oder verschiedenen Geldstücken zusammengesetzt sind. Die Finger sind mit silbernen Ringen geschmückt. Das Silber erfreut ihn mehr als das Gold, weil „es stolzer sein soll". Die Frauen haben, wie die Zigeunerinnen, Freude an Ohrringen mit großem Gehänge. Auch ihre Fingerringe sind aus Silber. Schmucksachen aus Haaren sind ihnen nicht bekannt.

Tätowierungen trifft man bei den Markus nicht häufig. Wo solche vorhanden sind, haben sie Bezug auf das fahrende Gewerbe, bei andern sieht man Engel oder das Leiden Christi auf die Brust tätowiert. Frauen lassen sich nicht tätowieren. Der Markus ist in dieser Kunst auf andere angewiesen, denn er kann sie selbst nicht ausführen.

Außer an den Brustketten hat der Markus die größte Freude am Besitze eines Rosses und ist deshalb mit Vorliebe auch Roßhändler Wer Roß und Karren besitzt, gilt als vornehm und als gemachter Mann. Das Roß ist oft und gern die Bedingung zur Eingehung einer Heirat. Man möchte hierin einen alten germanischen Zug vermuten.

Der Markus ist auch Jagdliebhaber. Insbesondere wird die Dachsjagd mit dem Hunde im Mondenscheine sehr viel geübt. Der Markus ist Hundeliebhaber. Außer dem Roß ist der Hund zumeist sein einziges Haustier, das er sich in Mehrzahl und in allen möglichen Rassen und Gestalten züchtet, oder auch sonstwie aneignet. Er schlachtet Hunde und genießt deren Fleisch als ausgezeichneten Leckerbissen und als Gesundheit fördernde Nahrung. „Katz ist gut, aber Hund ist gesund." Das Hundefleisch soll heilsam sein gegen Lungenkrankheiten aller Art. Hundefett auf Brot gestrichen und innerlich genommen heilt den Keuchhusten der Kinder. „Probatum est", kann ich nicht sagen.

Die älteren Markus und von den jüngeren diejenigen, welche nicht im Armenhaus erzogen wurden, sind fast alle Analphabeten. Auch solche, die 4—5 Winter lang die Schulbänke gedrückt haben wollen, können nicht schreiben. Wenn ein Markus einen Brief erhält, so muß er zu dessen Entzifferung eine der eingeheirateten Frauen zu Hilfe rufen, die am ehesten die Kunst des Lesens verstehen. Sogar der als Dr. Markus geschätzte Quacksalber kann weder lesen noch schreiben. Aller Handel und alle Geschäfte gehen mündlich vonstatten. Das unstete Leben und Wandern, das Wohnen außerhalb der Dörfer in abgelegenen Höfen waren dem Schulbesuch von jeher hinderlich. Wo derselbe wegen Gesetz und Polizei nicht umgangen werden konnte, wurden seine Wirkungen durch Verachtung und aller Art Widersetzlichkeit glänzend hintangehalten. — Dafür sprechen die meisten Markus zwei bis mehrere Sprachen, überdies noch Jennisch, einige sogar etwas Zigeunerisch, als Folge von Fahrten mit den Zigeunern. Ihre Beziehungen sind überhaupt international, denn außer den fahrenden Leuten des engeren Vaterlandes sind ihnen die wandernden Elsässer, Österreicher und Italiener wohlbekannt und sogar „bevettert". Wo sie in diesen Teilen Europas hinkommen mögen, finden sie ihre „Gaaschi" (Leute), Unterstützung und Unterkunft.

Die Markus lieben ganz besonders die Musik, ein schöner Zug, den sie mit den Zigeunern gemeinsam haben. Früher bildeten sie Musikgesellschaften, die weit herumreisten und besonders bei Tanzanlässen sehr beliebt waren. Der Vater lehrte die Kunst dem Sohne, ohne alle Noten, nur durch Gehör und Übung. Nicht wenige beliebte Tanzmelodien, die im Lande umgehen, stammen von ihnen. In der Blüte ihrer Kunst bestand eine Musikgesellschaft aus 2 Violinen, 1 Cellobaß oder Konterbaß und 1 Klarinette. Auch die Mundharmonika und die Handorgel sind bei ihnen beliebte Instrumente, die viele mit großer Virtuosität spielen. Bei diesem Kunstsinne verzichtet der Markus in seinem Hause auf die Spiele der gewöhnlichen Spießbürger. Er musiziert, handorgelt, tanzt, stellt Kraftproben an und schlägt Karten.

Viele Markus sind nicht ganz ohne Besitz. Außer Roß und Wagen nennen einige ein windschiefes Häuschen in abgelegener Gegend ihr eigen, wo sie für ihresgleichen unbedingte Gastfreundschaft üben und mancher ein Versteck finden mag. Denn nicht alle sind von Gott gesegnet, die da ein und aus gehen.

Auf der Wanderung wird den eigenen Leuten der Weg gewiesen durch Hinlegen eines Büschels Gras oder eines zugespitzten Holzes. Straßenkreuzungen werden durch Kreuze in der Erde entwirrt.

Im Stammbaum der Markus zählte ich 20 % Imbezille, auffallenderweise die gleiche Zahl, die ich bei den Zero fand. Beide Familien scheinen demnach im gleichen geistigen Rückgange sich zu befinden.

Wie es bei einer so alten, fest verbundenen, streng konservativen Sippe kaum anders möglich ist, tragen die Markus gemeinsame Züge, nicht nur im Äußeren, sondern auch im geistigen Leben und Verhalten. Schon ihre Jugend ist auf ein gleichartiges Verhalten geeicht, das sich zu erkennen gibt in Gleichgültigkeit, ja sogar Widerwillen gegen jegliche Art von theoretischem Unterricht, in Mangel an Aufmerksamkeit, Ausdauer und in Mißachtung alles Wissens, das nicht den familiär eingelebten und herkömmlichen Zwecken dient. So bringt es der Markus, trotz nicht selten vorhandener guter Auffassungsgabe, nicht dazu, höhere Gesichtspunkte zu gewinnen und sich eine Lebens- und Weltanschauung zu bilden im Sinne von Ordnung, Gesetz und Fortschritt. Der Markus arbeitet mit dem Gedächtnis und läßt sich von der Phantasie treiben. Bei seinem Mangel an ernster Überlegung bleibt er sein Leben lang ein infantiler Charakter, klebt am Oberflächlichen, Äußeren und am Sinnlichen. Er ist leichtsinnig, zu Affekten geneigt und noch im vorgerückten Alter zu dummen Streichen aufgelegt, wie der Mensch der Flegeljahre. Es steckt in ihm ein maniakalischer Zug. Sein ererbter Kastengeist verhindert seine Anpassung an die, nunmehr gegenüber seiner Familienüberlieferung ganz veränderten gesellschaftlichen Verhältnisse, der Markus kann sich nur schwer assoziieren. Den schwierigen Verhältnissen des heutigen Lebens ist er auch kaum gewachsen, sei es aus angeborner, sei es aus erworbener geistiger Minderwertigkeit, als Folge von Vernachlässigung der intellektuellen Ausbildung. — Die geistigen Lücken sucht dann der Markus im späteren Leben, so gut es geht, zu verdecken durch ein burschikoses Auftreten, durch selbstbewußtes Geschwätz, durch Verstellung und Hinterlist, die im Gewande der Schlauheit auftreten. Er maskiert die geistigen Lücken durch seine bedeutende Handfertigkeit in einzelnen angestammten Gewerben, durch allerlei Kniffe, oder durch die Polypraxie eines Kann-Alles. Der Markus ist gutmütige Menschen zu blenden imstande durch Selbstanpreisung und Ruhmrederei. „Er triumphiert", sagen die Leute von ihm, wenn er sein Können und seine Leistung preist. Er sucht zu gewinnen durch Schmeichelei, durch anscheinende Offenheit; er rühmt gern und auffällig oft seine Rechtschaffenheit. Aber gerade das, was er vorgibt, ist bei ihm selten vorhanden, und so gerät er in den Ruf der Verschlagenheit und Unwahrheit, zwei Fehler, die ihm immer und immer wieder zur Last gelegt werden. Nicht einmal der Mut, den er durch gewohnheitsmäßige, wüste Drohungen zu markieren sucht, ist ihm im nüchternen Zustande gegeben. Die Vorstellung oder Einbildung, er kenne sein Handwerk besser, als die Leute außerhalb der Sippe, und die tatsächlich vorhandenen Handwerkskniffe, die ihm als besonderes, fast geheimnisvolles Wissen und unveräußerliches Eigentum seiner Väter oder seiner Kaste erscheinen, sind ein weiterer Grund der Anpassungsunfähigkeit. Er hält ihn davon ab, mit andern Leuten an gemeinsamem Werke sich zu betätigen, Belehrung zu nehmen und Belehrung zu geben.

Der Markus ist abergläubisch und fördert den Aberglauben durch Wahrsagen und Kartenschlagen. ,,Es gebe Menschen, die fliegen können, wie die Vögel und solche, die aus einem Rappenstück einen 5 Pfund schweren Stein machen können", versicherte mir allen Ernstes ein Markus. In der Nacht steigt das ,,Toggli" durchs Fenster und setzt sich auf die Brust des Schläfers, daß er beinahe erstickt. Es kommen ,,Schrätel" und saugen an den Brüsten des Schlafenden. Zum Beweise dafür zeigt mir ein Markus, der sonst gar nichts Weibisches an sich hat, seine Brüste, die wie mammae femininae entwickelt sind. Er gibt an, einige andere seines Geschlechtes hätten das auch so, es rühre davon her, daß sie an einem bestimmten Tage geboren, und daß ihnen dann vom ,,Schrätel" Gewalt angetan worden sei.

Mancher Markus hat Kundschaft als Quacksalber an Mensch und Vieh. In seiner Apotheke spielt, wie schon erwähnt, das Hundefett eine bedeutende Rolle. — Das Hahnenfett stärkt, wenn gut eingerieben, die Nerven der jungen Leute und hebt die Gliederschwäche. Dies ist naheliegend, denn der Hahn ist das Sinnbild der männlichen Kraft und Vermehrung. — Nervenverstreckung der Pferde wird geheilt durch ein Pflaster aus altem Vorlauf, Schnaps, Seife, Essig und blauem Lehm, wobei ein Teil des Vorlaufes oder Schnapses zum voraus vom Doktor gekostet werden wird. — Wenn eine Frau nicht gebären kann, so erhält auch sie Schnaps in schwarzem Kaffee, oder man reicht ihr das Wasser, in dem drei Eier gesotten wurden. Die Eier selbst sind für den Mann bestimmt.

Da der Markus bei seinen vielen Raufereien allerlei Verletzungen ausgesetzt ist, sind ihm auch von der Kunst mannigfache Mittel gegeben, um das Blut zu stillen. Ein gewisser Markus kann durch Lesen aus einem Buche das Blut auf geheimnisvolle Weise stillen. Ein englisches Messer und eine englische Schere stillen das Blut durch bloßes Hinhalten an die Wunde. Gefährliche Schnittwunden werden mit ,,Waldwurzelblättern" (Farnkraut) geheilt, oder auch durch einen Absud von ,,Pappelachrut" (Malven).

Die Auszehrung heilt der Markus auf mannigfache Art, z. B. durch das Essen von Speck des Morgens nüchtern; der Speck muß aber von einem „richtigen" Eber gewonnen sein. Ein Fläschchen Apfelschnaps, nüchtern genommen, tut den gleichen Dienst, wie der Speck des Ebers, und ebenso der englische Moostee mit Enzianschnaps während des Tages genommen. Man ersieht aus dieser Medikation, wie vertraut der Markus mit den stärkeren Nummern des Alkohols ist. — Gegen erfrorene Füße hilft das Einreiben mit Murmeltierfett. Gegen dünne und empfindliche Haut an den Füßen muß man Haut und Schuhe mit dem gleichen Fett einreiben. Es ist auch ein kosmetisches Mittel, denn es bewirkt eine feine, vornehme Haut an den Händen. — Das Kopfweh wird durch Auflegen von „Sandblättern" (Tussilago) vertrieben. — „Sandblacktentee" heilt jede Erkältung, und der Tee der Königskerze ist eine ausgezeichnete Blutreinigung. So hilft die gütige Mutter Natur dem Markus und all denen, die sich ihm anvertrauen, in mannigfachen Leiden und Krankheiten.

Weil der Markus in seiner leichten Lebensauffassung keine Sorge für das Auskommen einer Familie kennt, und weil die Ehefreudigkeit bei beiden Geschlechtern, hüben wie drüben, gleich groß ist, heiratet er schon in sehr jungen Jahren. Uneheliche Kinder sind daher verhältnismäßig selten, viel weniger häufig als bei den Zero.

Die Markus holen ihre Gattinnen mit Vorliebe aus dem eigenen Geschlecht, oder aus befreundeten Sippen und besonders gern aus dem Stamme Wolzer. Mit dem letzteren ist das Austauschgeschäft so regsam, daß die Wolzerweiber in den Markusfamilien eine verhängnisvolle und mancherorts bestimmende Rolle spielen. Diese Darstellung liefert daher auch einen namhaften Beitrag zur Geschichte der Wanderfamilie Wolzer. Von rund 90 Ehen fallen auf das eigene Geschlecht 10, auf die Wolzer 22, auf andere Vagantenfamilien ca. 48 und auf Bauern- und Handwerkskreise nur ca. 12 Ehen. Anpassung und Assimilation durch das gewöhnliche Volk liegt also noch in weiter Ferne. Die Markus sind in dieser Hinsicht noch eine Kaste mit dem entsprechenden Kastengeiste. Selbstverständlich ist auch die Ablehnung von der andern Seite eine große, was man den Leuten keinesfalls verargen kann. Es dürfte wohl kein anderes Mittel des Ausgleiches geben, als die ganz frühe Entfernung der Kinder aus der Familie und eine möglichst gute Erziehung und Hebung auf eine höhere soziale Stufe, wenn die fahrenden Familien nach und nach in den seßhaften aufgehen sollen. Die Marksteine müssen zuerst ausgerissen werden, wenn eine Güterzusammenlegung zustande kommen soll. Freilich steht diesem Radikalmittel die anererbte Wanderlust entgegen, die in vielen Fällen den gewünschten Erfolg nicht aufkommen läßt oder ihn wieder zerstört.

Die Kindersterblichkeit bei den Markus war bisher groß. Auf 266 Personen sind 64 im Kindesalter gestorben, was 24% ausmacht. Es ist das wieder die gleiche Verhältniszahl, die ich bei den Zero und Prof. Demme bei den Nachkommen der Trinker gefunden hat. Der Grund der großen Kindersterblichkeit liegt wohl weniger in angeborner körperlicher Schwäche, als vielmehr in starker Vernachlässigung, in Unbilden aller Art und in Kinderkrankheiten, denen diese Wandersleute ausgesetzt sind.

Den Gefahren des Kindesalters entronnen, erreicht der Markus ein ziemlich hohes Alter und bleibt bis in die alten Tage hinein rüstig, aufrecht und wanderfähig, trotz des Alkoholabusus.

Die Zahlen des Stammbaumes Markus zeigen, in welch kurzer Zeit ein kleines Gemeindewesen durch ein asoziales Proletariat beinahe überflutet werden kann, wenn nicht rechtzeitig geeignete Maßnahmen, die allerdings schwer zu nennen sind, dagegen ergriffen werden.

So ist denn auch die Heimatgemeinde der Markus derart schwer durch die einstigen Heimatlosen belastet, daß sie schon öfters ihre Hilferufe laut werden ließ. Die Last ist so auffällig, daß sich auch die Presse, die Gemeinnützigkeit und die Behörden mit der Angelegenheit befassen mußten. Unter Leitung eines vorzüglichen Mannes von Verstand, Gemüt und Tatkraft hat die Gemeinde versucht, die Markusverhältnisse zu ändern. Über 70 junge Leute wurden schon in bürgerliche Verhältnisse untergebracht, aber die alten Markus sind stets bereit, sie durch Versprechungen und Vorspiegelungen aller Art wegzulocken und erreichen damit nur zu leicht ihr Ziel. — Die Gemeinde hat ein geräumiges Armenhaus eingerichtet, wo sie die ihr zufallende Markusjugend erziehen läßt. Verschiedene, besonders schwierige Kinder wurden in anderen geeigneten Erziehungsanstalten untergebracht. Innerhalb 10 Jahren hat die Gemeinde 53 Kinder des Geschlechtes Markus im Armenhause gehabt. Das Ergebnis des Schulunterrichts ist, soweit es sich jetzt schon überblicken läßt, bei einem starken Drittel der Schüler befriedigend. Die Zöglinge aber dauernd dem Einflusse der Sippe zu entziehen gelang bisher nur bei wenigen. Das gewünschte Resultat leidet unter der geringen intellektuellen Begabung, unter der erblichen Belastung und unter dem Einfluß der Eltern, die ihre Kinder auch aus den Erziehungsanstalten weglocken oder zum Ausreißen auffordern. So ist denn eine ausgiebige Besserung nur sehr langsam zu erwarten, wenn nicht die stärkere Hand des Staates eingreift, die Lebensform und die Bedingungen zerstört, unter denen die Auswüchse entstanden sind und durch die sie noch erhalten werden.

II. Besonderer Teil.

Im folgenden will ich nun versuchen, die einzelnen Linien, Gruppen, Familien und Personen des Geschlechtes Markus vorzustellen, soweit es mir gelungen ist, Nachrichten über sie zu erhalten.

Des Stammvaters, der, wie bereits gesagt, eine lange Kette gleichartiger Ahnen hinter sich hatte, wurde schon im allgemeinen Teile gedacht. Er war zweimal verheiratet und zählte in erster Ehe 9, in zweiter Ehe 2 Kinder. Die erste Frau war eine Heimatlose, genoß aber den Ruf der Sparsamkeit und Friedfertigkeit. Die zweite Frau war eine Einheimische, die sich aber auswärts zwei uneheliche Kinder erobert hatte und ihres betrüblichen Lebenswandels wegen heimgewiesen worden war. Sie heiratete den alten Markus, genoß den Ruf des Leichtsinns und gelangte durch ihr mählich sich färbendes Gesicht in den Verdacht des Potatoriums. Mann und Frau sollen in ihrem Äußeren schließlich ganz ähnlich ausgesehen haben. Der Zahl der Kinder entsprechend, teile ich die Nachkommenschaft des Stammvaters Abraham in XI Linien.

Linie I.

Von allen Nachkommen des Stammvaters hat der älteste Sohn Abraham weitaus das Ausgiebigste in fruchtbarer Zeugung geleistet. Er brachte es bisher auf 155, die Kinder der verheirateten Töchter mitgezählt auf ca. 237 Nachkommen. Ein Verdacht auf künstliche Kinderbeschränkung wäre hier schlecht angebracht.

Abraham II. war wie sein Vater Wasenmeister und Glockengießer. Auch seine Kuhglocken haben heute noch guten Klang, denn es ist Silber drin. Diese Glockengießer haben es verstanden, dem sparsamen Bauer klarzumachen, daß zur richtigen Glockenspeise auch ein Stücklein Silber gehöre, und so opferten auch die Hinterhältigsten ein Silberstück, obwohl sie nicht vergaßen anzunehmen, daß nur der kleinere Teil des Silbers in die Glocke wandere. — Abraham war überdies auch Pfannenverzinner, Kesselflicker und Potator. Er zog in langen, wallenden Haaren seinem vielseitigen Gewerbe nach im Lande herum und fand das romantische Ende des müden Wandersmannes. Im Walde einer fremden Gemeinde hatte er sich hingesetzt, war eingeschlafen und nicht mehr erwacht.

Die Heimat seiner Frau ist nicht bekannt; sie starb wie der Mann an fremdem Orte. Man berichtet über sie: Sie war dem Trunke ergeben, dem Lug und Trug, und eine Bettlerin erster Klasse.

Dieses Ehepaar hatte 8 Kinder, 5 Knaben und 3 Mädchen. Die Nachkommenschaft der Söhne muß ich, der Übersichtlichkeit wegen, in Gruppen und Familien teilen.

Gruppe A.

Der älteste Sohn, ebenfalls Abraham geheißen, wie Vater und Großvater, erbte das Gewerbe des Vaters. Er war Hausierer und Wasenmeister. Als Glockengießer war Abraham III. viele Jahre besonders in Österreich tätig und reiste auch eine Zeitlang mit den Zigeunern herum. Bei seinem, an fremdem Orte im Jahre 1916 erfolgten Tode brachte eine Zeitung die Nachricht: „Im Alter von 72 Jahren starb ein Angehöriger des bekannten zugewanderten Wandergeschlechtes. Er war Gatte von 3 Frauen und Vater von 30 Kindern, 20 der letztern sind noch am Leben. Die Enkelschar zählt über 100 Köpfe. Sein Vater war der erste Markus in Bernau usw."

Nun gar so arg ist die Geschichte nicht. Zwei Frauen scheinen sein Bedürfnis gedeckt zu haben. Mit den 20 lebenden Kindern hat's seine Richtigkeit, Enkel zähle ich 92 nachweisbare. Die Zahl seiner Kinder ist dagegen kaum übertrieben, denn der Vater selbst versicherte, er habe deren 31 gehabt. Das Zivilstandesamt, in solchen arithmetischen Dingen weniger zuverlässig, kennt aber nur 25 Kinder.

Als „verschlagener" Mann und selbst abergläubisch, verlegte er sich auch auf das Wahrsagen, womit er ziemlich viel verdient haben soll, denn die Dummen werden nie alle. — Schon als Knabe trank er, „aber nur mäßig". Seine spätere Händelsucht deutet auf einen Fortschritt in dieser Praxis hin. Als Familienvater war er nicht sehr besorgt, denn einmal ließ er seine Frau mit einer Schar kleiner Kinder auf der Wanderschaft im Stiche. Er war ein großer, schwarzhaariger Mann.

Aus einer Hausier- und Bettelfamilie der aus der Familie Zero bekannten „Valle Fontana" hatte er sich seine erste Frau geholt, ein „flinkes, böses Weib", das in dem Kindbett starb, nachdem es 13 Kinder, oder noch mehr, zur Welt gebracht hatte. Das Geschäft des Gebärens wird ihm verleidet sein.

Als zweite Frau heiratete Abraham III. seine frühere Magd, Tochter einer Bauernfamilie. Es sollen ihm 100 Franken, die, wie es scheint, dazumal übliche Taxe für derartige Verkäufe, bezahlt worden sein, damit er mit der gefehlten Person die Ehe eingehe. Sie galt als schmutzig, leichtsinnig und gleichgültig.

Der älteste Sohn und Haupt der Familie Adam (Ord. Nr. 3) betätigte sich im Hausiergewerbe, das ihn weit über die Grenzen des Vaterlandes hinausführte. Daneben war er hauptsächlich Roßhändler, ein in der Folge bei vielen Markus beliebter Erwerbszweig. Er war Trinker und „sentimental". Seine Frau war aus der Familie Wolzer. Sie soll eine „der allerschönsten Frauen gewesen sein, gescheit, aber schlecht". Der sentimentale Mann wurde das Opfer seiner Frau. Als er nämlich die Entdeckung gemacht hatte, daß sie andere Roßhändler bevorzuge, ging er hin und erhängte sich in einem Stalle. Er war eine große, dunkelblonde Gestalt und als Keßler und Spengler geschätzt.

Die Frau nahm sich das tragische Ende des Eheherrn nicht tiefer zu Gemüte, denn schon am Todestage beschenkte sie einen andern mit den Kleidern des Erhängten, ging mit diesem und heiratete ihn später, ebenfalls einen Markus (Nr. 137).

Die drei Töchter dieses Ehepaares wurden im Armenhause erzogen. Die älteste (Nr. 4) ähnelt der Mutter, war begabt, aber falsch, unbotmäßig und erotisch. Sie mußte ihres schwierigen Charakters wegen aus dem Armenhaus in eine Anstalt versetzt werden, brannte dort durch und trieb sich längere Zeit in Italien herum. Nunmehr ist sie in das Geschlecht der Mutter (Wolzer) hineingeheiratet. Sie zeigt auch als Ehefrau den derben, rücksichtslosen mütterlichen Charakter, denn einmal hat sie ihren eigenen Gatten von der Polizei abfassen und einsperren lassen, ob mit oder ohne Grund, bleibt dahingestellt.

Eine bedeutende Fruchtbarkeit hat die Familie Paul (Nr. 9). Er selbst ist ein mittelgroßer, fester, blonder Mann, handelt mit Geschirr, Eisen- und Zinnwaren und allerlei Plunder. Er wandert, verdient viel und hat sich vor Zeiten ein kleines Heimwesen erworben. Er bewohnt es aber nicht, denn er hat keine Freude am seßhaften Leben. Weil der Erwerb durch seine Finger geht wie rinnend Wasser, wurde er bevormundet. Einmal hat er es auch mit Falschmünzen versucht und dafür 3 Monat Gefängnis eingeheimst. Er ist überdies bestraft wegen Fälschung, Drohung, Vagantität und Schlägereien zu dreimal 5 Wochen und zu 2 Monaten Gefängnis. Streitsüchtige Anwandlungen brachten ihn auch in die Korrektionsanstalt. Er habe mehr als 20 Streithändel durchgemacht und war unter andern Mitteilhaber der Schlacht in Oberkirch und der Zertrümmerung des Gefängnisses, Heldentaten, von denen im allgemeinen Teil gebührend die Rede war. — Sodann wird ihm wiederholtes Konkubinat vorgeworfen, denn irgendwie weibliche Begleitung, zum mindesten eine Haushälterin hat er auf seinen Wanderungen immer bei sich. Als starker Potator hat er morgens vor der ersten Labung hochgradigsten Tremor, so stark, daß auch die Beine zittern und den Dienst versagen. Wenn man ihn reden hört, so trieft er von Rechtschaffenheit und Redlichkeit. Ergötzlich wirkt sein Entsetzen, in dem er sich über die Unsolidität seines jüngeren Bruders ausspricht.

Seine Frau war die würdige Tochter des Wasenmeisters Markus (Nr. 185), dem wir noch begegnen werden. Nach den einen war sie dumm, böse, streitsüchtig, falsch und verlogen, nach den andern ganz nichtsnutzig, aufgeregt, nervös und als Hausfrau nichts wert. Ihr Schwager nennt sie in einem Gerichtsakt „einen wahren Teufel". Sie wurde 1914 geschieden, denn der Mann konnte es, trotz seiner nichts weniger als zarten Natur, nicht bei ihr aushalten. Einmal habe sie ihm ein Loch in den Kopf geschlagen. Jetzt hat sie sich einem Italiener angeschlossen, der scheint's mehr auszuhalten vermag als der keckste Markus, und hat ihm auch schon ein Kind geboren.

Die Jugend dieses düsteren Ehepaares hat im Armenhaus und in anderen Anstalten Unterkunft und Erziehung beanspruchen müssen. In ihr treten die elterlichen Züge, der verbrecherische des Vaters und der schwachsinnige nervöse der Mutter fast gleich verteilt zutage.

Die Tochter Olga (Nr. 10) war schlecht begabt, falsch, hat sich einem Italiener angeschlossen und ist abgegangen.

Eugen Adam (Nr. 11) ebenfalls schwach begabt, mußte als „schlimmer Vogel" aus dem Armenhaus in eine Erziehungsanstalt versetzt werden, von wo ihn der Vater weglockte. Alsbald machte er sich der Polizei wegen Schlägereien bemerklich. Mit 17 Jahren nahm ihn das Zuchthaus für 3 Jahre auf, weil er nach einem Wirtshausgelage einen Mann mit einem Zaunpfahle derart geschlagen hatte, daß der Mann daran gestorben ist. Sein Ruf ist seither kaum besser geworden, denn er kam nachher auf seiner Wanderschaft wegen Raubversuch in Untersuchung.

Nora ist eine schlechte Schülerin des Armenhauses. — Silvester lernte in der Schule nichts, machte sich aber derart durch böse Streiche bemerklich, daß er einer Besserungsanstalt übergeben werden mußte. Später fiel er als Vagant in die Hände der Polizei. Er wandert auf väterlichen Wegen und bisweilen auch in dessen Gesellschaft. — Drei weitere Knaben, Martin, Hans und Franz mußten aus dem Armenhaus in eine Erziehungsanstalt versetzt werden. — Walther, ganz unbeholfen und kränklich, ist im Jauchekasten ertrunken.

Ganz bösen Ruf haben der kleine Luzius und sein Brüderchen Anton. Markusjugend hat keine Tugend. Darum durften die beiden Buben, der 8jährige Luzius und der 5jährige Anton, es sich erlauben, in gemeingefährlicher Weise Max und Moritz zu spielen und einen Stall anzuzünden, wobei ein Dorfbrand entstand, der eine Anzahl Häuser und Ställe einäscherte. Die beiden Knaben waren Armenhauszöglinge, der ältere schon seit Jahren. Luzius, bereits vor dem Brande das unverbesserliche Sorgenkind des Hauses, ist durch diese und andere Taten zum Schrecken der Gegend geworden. Ernsthafte, besonnene und unerschrockene Leute warnen vor ihm wie vor etwas Dämonischem. Im Armenhaus waren die beiden Buben bekannt als unwahre Gesellen, die sich gerne Zündhölzer aneigneten, und selbe auf der ungewischten Straße gefunden haben wollten. Aus Angst vor berechtigter Strafe griffen sie zuweilen auf die ererbte Wanderlust zurück, liefen davon und suchten für sich selbst zu sorgen. Als sie einmal nach einem Diebstahl von Kastanien das Weite gesucht, erbrachen sie in einem gerade verlassenen Hause das Fenster, stiegen ein, zerschlugen eine Lampe und zündeten in der Stube ein Feuer an, um die Kartoffeln zu kochen, die sie vor dem Hause aus dem Garten ausgerissen hatten.

Am Tage des Brandes hatte Luzius zwei Brote aus dem Backofen und einen Haufen Zündhölzer aus der Stube sich angeeignet und war mit der Beute entwichen. Sein Brüderchen fand ihn bald. Sie unternahmen zunächst eine Vergnügungsfahrt, um dann auf die Nacht hin ihr Feuerzeug ausgiebig zu verwerten. In einem Stalle, wo sie ihr Versteck gefunden hatten, entzündete jeder für sich gesondert ein Häufchen Streue und Papier, wodurch der Stall und die Umgebung in Brand gerieten. Nicht genug damit begaben sie sich zu einem zweiten Stalle, machten auch dort ihre Häufchen aus Spänen und Papier und zündeten an, traten aber das Feuer mit den Füßen wieder aus. Dann liefen sie davon in einen entfernten Hof zu Verwandten, wo sie angehalten und zurückgebracht wurden.

Zuerst gab Luzius an, zwei andere Buben hätten angezündet. Bei der gerichtlichen Untersuchung aber erzählte er, sein Vater habe ihm die Zündhölzer gegeben, habe sie zur Brandlegung aufgefordert und sei bei der Tat mit ihnen im Stalle gewesen. In genauen Einzelheiten, die seiner Erfindungsgabe alle Ehre antun, schilderte er die Begegnung mit dem Vater, die Verabredung und die gemeinsame Tat. Bei dieser Darstellung blieb er durch alle Verhöre hindurch und erst als der Vater ihm gegenübergestellt wurde, bekannte er sich ganz ruhig zur Wahrheit, ohne dabei wegen seines vorherigen Lügens auch nur im mindesten in Verlegenheit zu geraten. Darüber befragt, warum er den eigenen Vater so böse verleumdet habe, antwortete er: „Für nichts, es sei ihm so in den Sinn gekommen, — es sei ihm recht, wenn der Vater ins Zuchthaus komme." Als Beweggründe zur Tat gab er an, er sei erbost gewesen, weil er gestraft worden — er habe sich am Feuer die Füße wärmen wollen u. dgl.

Die Untersuchung ergab auch einen schönen Beitrag zur Psychologie der Zeugenaussagen. Mehrere durchaus einwandfreie, erwachsene Leute wollten den Vater beim Brande gesehen haben. Er habe ihnen sogar geholfen, ganz bestimmte Gegenstände wegzutragen. Der berüchtigte Vater war aber diesmal tatsächlich ganz unschuldig, denn er befand sich zur Zeit des Brandes weit weg in einem andern Landesteile auf der Wanderschaft, mußte erst mühsam gesucht und herbeigebracht werden. Man hatte ihn beim Brande mit einem andern, ähnlich aussehenden Manne verwechselt.

Die beiden kleinen Sünder wurden dann in eine auswärtige Erziehungs- und Bewahranstalt gebracht. Luzius ließ sich aber nicht bewahren, geschweige denn erziehen. Schon nach einem Monat entfernte er sich eines Abends, erbrach in einem Hause ein Fenster, stieg ein und entwendete allerlei Eßwaren. Dann verbarg er sich für die nächsten Tage, d. h. so lange, bis man ihn entdeckte, in einer Scheune auf dem Heustock. Weil er den Heustock als Abort benutzte, verdarb er nebenbei auch das Heu. In der Dunkelheit machte er seine Beutezüge in die Obstgärten, durchs Fenster in das Haus, und selbst in einen Keller stieg er ein, um nach Schnaps zu suchen, den er mit richtiger Spürnase auch gefunden haben will, was ihm eine ganz besondere Freude machte. Da ihn wegen derartiger Taten niemand mehr behalten oder aufnehmen wollte, mußte sich die Irrenanstalt vorübergehend seiner erbarmen. Alsdann fand er Aufnahme in einer Erziehungsanstalt, aber auch dort verbarg er sich bald einmal in der Scheune, wo er vom Haushunde entdeckt wurde. Die Anstalt berichtet: In der Schule gehe es nur langsam mit ihm vorwärts, er begreife schwer und sei unberechenbar; es sei eigen mit ihm, er sitze oft still und verschlossen da.

Weil Luzius in seinem geistigen Wesen der ausgeprägteste Vertreter eines Markuskindes sein wird, muß ich bei ihm noch etwas länger verweilen. Er ist ein kleiner, aber kräftig gebauter, starkknochiger Knabe mit starkem, dunklem Haarwuchs. Der Schädel hat normale Maße und schöne Form. Der Gesichtsausdruck ist lebhaft, lauernd und verschmitzt. Er hat leichten Strabismus convergens.

Luzius hat den ersten Kurs einer Volksschule durchgemacht. Seine gegenwärtigen Schulkenntnisse erheben sich kaum über das Minimum von Null im Lesen, Schreiben und Rechnen. Er kennt keinen Buchstaben mit Sicherheit, die meisten gar nicht. Er hat allerdings in der Schule mehr gelernt, es aber wieder vergessen. Daß er mehr gelernt, als er jetzt zeigen kann, geht daraus hervor, daß er gesprochene Worte in ihre Lautelemente zerlegen kann.

Er schreibt mit Eifer, wenn man ihn aber nicht immer daran erinnert, daß jeder Buchstabe ein Zeichen für einen Laut bedeutet, so schreibt er die Buchstaben als bloße Figuren. Das erste Kennenlernen eines Buchstabens ist für ihn eine Arbeit, das Wiedererkennen macht ihm Freude, ist für ihn ein Triumph. Als richtigem Markus gefällt ihm das „Triumphieren" eben besser, als die Arbeit und das bloße Bewußtsein. etwas gelernt zu haben. Die große, lebhafte Geste, die er dabei macht, ist ganz nach Art der Gens Marcorum. Wenn er etwas weiß, so versäumt er nie, in komischer Weise ein Aufhebens davon zu machen, wie der Schlangenbursche oder die Seiltänzerin im Theater, die nach jeder geringsten Einzelübung ihre Arme ausbreiten, um ihre Leistung zu markieren.

Im Rechnen steht es mit ihm nicht besser, als im Schreiben und Lesen. Er kann 1 zu-, aber nicht abzählen, 2 kann er nicht zuzählen. 2 und 2 sind 5, oder auch 6, aber nicht 4. Dafür sind 2 und 3 = 4. Aus diesen und ähnlichen Antworten geht hervor, daß ihm das Verständnis der Zahlen als Zeichen von Massen und Gegenständen fehlt. Da er aber im Rechnen, wie im Lesen und Schreiben ziemlich leicht auffaßt, liegt der Grund seines Versagens darin, daß es ungemeine Mühe kostet, den Schüler so lange in Aufmerksamkeit festzuhalten, bis das Erkannte oder Verstandene auch ordentlich eingeprägt ist. Einprägen ist Übung, und Üben ist langweilige Arbeit. Stetigkeit in solcher Arbeit ist aber den Markus lose auf den Leib geschnitten. Luzius hüpft beim Unterrichte auf seinem Sitze herum und unterbricht sich selber urplötzlich unter dem Andrang einer frei steigenden Vorstellung. Milde und Güte ermutigt ihn dazu, mehr Freiheit zu erlangen, ein Zuspruch mit Mahnungen erregt seinen Widerspruch und seinen Trotz. So fährt man mit dem Schüler zwischen Szylla und Charybdis, und es liegt nahe, daß er sich in einer bevölkerten Klasse jeglichem Erfolge des Unterrichts zu entziehen vermag.

Luzius kann singen, hat Gehör und Sinn für den Rhythmus und demnach das Zeug zu einem Marktmusikanten. — Auffallend gut ist sein Gedächtnis. Er hat in der ganzen Gegend herum sich weit und breit alles eingeprägt, kennt den Zweck der größeren Gebäude und Namen und Art der Menschen.

Am besten bewährt er sich im Erzählen. Vorgelesene Märchen erzählt er vorzüglich und bekundet dabei eine so lebhafte Teilnahme, daß sich die Vorstellungen überstürzen, überpurzeln und er vor lauter „Können" beinahe in Verwirrung gerät. Das eifrige Vorwärtsdrängen beim Erzählen und Genießen drolliger Situationen ist so groß, daß das Bürschchen ordentlich die Augen verdreht, oder mit einem so glücklichen Blick dreinguckt, daß man nicht von Entzücken, sondern von „Verzückung" sprechen könnte. Dabei juckt der Bengel auf seinem Stuhle ruhelos hin und her, auf und nieder, steht auf, setzt sich wieder, fuchtelt mit den Händen in der Luft, gestikuliert und intoniert, daß man an eine Nervosität, oder gar Hysterie erinnert wird. Dabei setzt er durch seine Kommentare derart in Erstaunen, daß man sich sagen muß: könnte diese Gewecktheit, Regsamkeit und Empfänglichkeit zur Aufnahme von Anschauungen des Guten und Schönen gerichtet werden, so müßte aus ihm etwas Tüchtiges ersprießen. Merkwürdigerweise nimmt er beim Lesen von Märchen gespannte Aufmerksamkeit, lebhafte innere Wärme und Teilnahme an Tieren. Das Schicksal eines Hähnchens rührte ihn zu feuchten Augen und zu Ausdrücken tiefen Bedauerns. Ganz anders empfindet er gegenüber den Menschen, wie schon die Stellung zu seinem Vater bewiesen hat. So hat ihm z. B. das Überfahren eines Mannes mit dem Velo statt Bedauern, eine unbändige Belustigung gebracht. Vom Vater redet er nur im feindlichen Tone. Sein „Einzügeln" in die Brandgeschichte bedeutet für ihn eine fehlgeschlagene List. Über das Mißlingen hat er kein Bedauern, wohl aber Freude am gehabten Einfall. Die bösen Reden über den Vater sind offenbar zum Teil Befolgung des Beispiels anderer. Er liebt es überhaupt, andere Leute in altkluger Weise nachzuahmen und ihre Redensarten zu gebrauchen. Auch die beliebte Drohung der Markus: „Man sollte diesem und jenem etwas antun", ist ihm geläufig. So scheint denn die suggestive Einwirkung der Hauptgrund zu vielen seiner böswilligen Handlungen zu sein. Beim Erzählen der Brandstiftung hält er einen Ton fest, als ob er eine Heldentat verrichtet hätte. Lachend fährt er auf: „Ja mein Bruder hat noch ganz anderes getan, er hat einen Mann getötet." Von anderer Teilnahme, von Bedauern über das verursachte Unglück, von Reue, von einem Verwerfungsurteil über solches Tun ist bei ihm nicht die Spur zu finden.

In der Anstalt fand sich Luzius alsbald zurecht, zeigte weder Heimweh, noch Verlegenheit. Er verstand es meisterhaft, sich einzuschmeicheln, so daß er als der einzige Vertreter der Jugend zunächst der Liebling der Abteilung wurde. Aber schon nach zwei Wochen fing das Schmeichelkätzchen zu kratzen an. Luzius entwendete allerlei kleine Gegenstände, die für ihn keinen Nutzen haben konnten, z. B. einen Bleistiftspitzer, einen Radiergummi u. dgl. Die Taten leugnete er jeweilen in frechster Weise bis zur Überführung. Alsdann steigerte sich seine Tätigkeit zu allerlei Plackereien unbeholfener Kranker, denen er Gegenstände aus den Händen riß, um sie zu ärgern. Den Ermahnungen und Verweisen begegnete er mit frecher Rede und Trotz, sogar mit tagelanger Nahrungsverweigerung.

Was wird aus diesem Kinde werden, was wird sein einstig Schicksal sein[1]?

Die nächste Familie Willi (Nr. 21) zeichnet sich durch große Kindersterblichkeit aus; von 11 Kindern sind 6 gestorben. Der Vater ist Hausierer und Roßhändler, auch reizbar, aber doch besser als sein vorausgegangener Bruder. Er hat in einer fremden Gemeinde ein kleines Heimwesen erworben, wo er aus und ein geht. Eine ordentliche Frau aus besseren Wanderkreisen wird ihr Verdienst daran haben. Ein Knabe des Paares erweist sich in der Schule als schwach begabt. Von den andern weiß man noch nichts zu berichten.

Das Haupt der Familie Oskar (Nr. 33) ist wie seine Brüder Geschirr- und Roßhändler, worunter man sich aber nicht etwa den Handel mit Kavalleriepferden vorstellen darf; Pferdeähnlichkeit genügt. Oskar hat sich ein kleines Heimwesen erworben, in dem Musik und Tanz zu Hause sind und für „unsere Gaaschi" Unterkunft zu haben ist. Oskar ist nicht bestraft, solider und friedfertiger als seine Brüder, „man muß ihn aber im Handel mit Vorsicht nehmen". Seine Frau aus einer Wanderfamilie der Valle Fontana „sei eine ordentliche Person, stehe aber mit der Wahrheit auf gespanntem Fuße". Drei Kinder sind auch diesem Paare gestorben. Der Sohn Abraham (Nr 34) war schwach begabt, falsch, erotisch, hat sich eine Zeitlang der bösen Sippe angeschlossen, dann

---

[1] Die neusten Berichte der Erziehungsanstalt lauten sehr unerfreulich: „Der Zögling richtet Uhren, Ketten, Kleider, Schmucksachen, Reisetaschen, Kastentüren, Schlösser usw. gänzlich zugrunde. Er ist in das Zimmer eines Lehrers eingebrochen, hat dort zerstört und entwendet. Er verbirgt sich in der Scheune, dreimal ist er durchgebrannt. Im Spital, wo er einige Zeit wegen Conjunctivitis verweilte, beging er Diebstähle an Geld und Eßwaren. Im Unterricht kein Fleiß, Fortschritt gering, er will einfach nicht lernen. Wir wissen nicht, ob wir den Jungen behalten können, weil er geradezu eine Gefahr für die andern Knaben bildet."

aber einen bessern Lebenswandel angefangen. Bei den Mädchen ist die schwache geistige Begabung auffällig.

Das Haupt der Familie Alfred Fritz (Nr. 43) hat an fremdem Orte Wohnsitz und Heim, das als Aufnahme- und Durchgangsstation für die wandernden Leute der Sippe Dienst tut. Alfred hat das Gewerbe seiner Brüder und ist auch Fischer und Potator. Zur Frau hat er eine Tochter des E. Markus (Nr. 186), Schwester der bösen Sieben, der wir in der Gruppe Paul (Nr. 9) begegnet sind. „Sie spinnt zeitweilig, ist launisch, aufgeregt, läuft davon und mußte einmal eingesponnen werden." Auch ihre Treue wird angezweifelt. In der Familie führt aber der Vater die Herrschaft und leitet die Erziehung der Kinder. Diese fanden bisher Dienste bei den Bauern, deren Einfluß sich vorteilhaft bemerkbar machen soll. Ein Knabe ist ganz schwach begabt, ein Mädchen wird als Schülerin gelobt.

David (Nr. 57), das Haupt der nächsten Familie, ist vorbildlich als fahrender Geselle, weshalb ich wieder länger bei diesem verweilen muß. Er ist ein großer, schlanker Mann, dunkelblond in gerader, stolzer Haltung, mit hübschem, noch fast jugendlichem Gesichte. Ein Durchzieher auf der linken Wange, herrührend vom Messer eines Italieners, gibt ihm studentischen Anstrich, während andere gröbere, unkünstlerische Narben am Schädel und am Körper den Raufbold verraten. Seiner unwiderstehlichen Schönheit sich bewußt, rühmt er sich, „daß die Weiber gut mit ihm kommen". In der Jugend hat er dann und wann, da und dort, weil es der gesetzliche Zwang so wollte, die Schulbank gedrückt, aber nur zur allergrößten Not lesen und schreiben gelernt. Seine Schulfertigkeiten gehen über die Künste der untersten Schulstufe nicht hinaus, noch etwas weniger käme der Null gleich. Dafür hat er aber ein fabelhaftes Gedächtnis. Vom Stammvater über alle Vettern und Basen des In- und Auslandes hinweg, vom Erwachsenen bis zum kleinen Kinde, kann er alle seine Leute nennen, ihre Schicksale erzählen und ihre Geheimnisse deuten. Er ist die lebende Familienchronik. Seine Darstellung ist treffend, belebt und humorvoll.

In der Jugend wanderte er mit dem Vater diesseits und jenseits der Landesgrenzen, lernte alle väterlichen Hantierungen, insbesondere Verzinnen, Sägefeilen, Korbflechten, Gießen, Kupferschmieden usw. usw. Als Musikant der väterlichen Kapelle handhabte er die Baßgeige, als Einzelinstrument die Handorgel und auch den Trinkbecher.

Zu Jahren gekommen, d. h. in seinem 17. Lebensjahre, machte er sich selbständig, schloß sich einer Elsässer Korbmacherfamilie an und wanderte mit derselben kreuz und quer durch die heiligen deutschen Lande. Eine schöne Korbmachertochter hatte es ihm angetan. Platonische Beziehungen zu ihr, die später in eine ihm verwandte Familie hineingeheiratet hat, bestehen heute noch. Alte Liebe rostet nicht.

Nach drei Jahren Korbflechterleben gesellte er sich zu den Zigeunern, auch hier vom Ewigweiblichen angezogen, und reiste mit ihnen durch ganz Österreich-Ungarn, in Italien, nach Frankreich und bis nach Rußland hinein. Dabei lernte er außer der Zigeunersprache von allen Idiomen, die am Wege gesprochen wurden, einen größeren oder kleineren Fetzen, so daß er sich mit fast der ganzen Welt verständigen kann und in jedem Freund und Bruder erblickt. Er gedachte durch Einheirat dauernd in den Zigeunern unterzugehen, ein ausgezeichneter Rasseveredlungsgedanke. Aber so lieb und schätzenswert er den Zigeunern war, gab ihr Kastengeist die Heirat doch nicht zu. „Die Zigeuner hätten mich erschossen, wenn ich die Tochter geheiratet hätte", behauptet er jetzt noch unter einem sichtlichen Gefühle des Grauens und Schrekkens. Nun tat er, was auch vornehme Leute tun, er entführte die Zigeunerin ins eigene Vaterland, aber auch dort gelang die Heirat nicht, weil die Braut nach Zigeunerbrauch keine Schriften besaß. Ein Advokat anerbot sich zwar gegen gehörige Entschädigung und das Versprechen, „sofort nachher zu heiraten", für die Zigeunerin ein Bürgerrecht en passant zu beschaffen, aber unser David brachte die verlangte Summe nicht auf. So mußte er die Braut schweren Herzens und schwangeren Leibes zu ihrem Stamme entlassen. In dieser Weise scheitern die besten, redlichsten Absichten am Unverstand der Menschen und der Gesetze.

Nun lenkte David seinen Wanderstab wieder den eigenen Leuten zu, reiste mit ihnen herum und betätigte sich als einer der eifrigsten bei allen Händeln in und außer der Sippschaft. Wo immer in Rauferei etwas Größeres geschah, war er dabei mit Herz und Hand. Die Behörde glaubte ihn bessern zu müssen und verbrachte ihn in die Korrektionsanstalt. Er aber entzog sich der Besserung durch die Flucht nach Italien, wo er ja Weg und Steg kannte, und verblieb dort längere Zeit, bis sich das Gewitter verzogen hatte. Ja er trug sich sogar mit dem abscheulichen Gedanken, durch Einbürgerung in Italien seinem Vaterlande für immer schnöde den Rücken zu kehren. Das tat er denn doch nicht, sondern kehrte wieder in die heimatlichen Gefilde zurück und holte sich aus der befreundeten Familie Wolzer eine Frau. Da dieselbe etwas Geld in die Ehe mitbrachte, gelangte er zu Roß und Wagen und bald auch zu einer Kinderschar. Mit der Zeit verlor er alles. Mit diesem Weibe hatte er entschieden fehlgegriffen, denn sie war von zu derber Art, bediente sich gegen ihn sogar des Messers, wie eine große Narbe an seinem Arme beweist. Dies Eheglück nahm ein jähes Ende. Anläßlich eines Streites des fahrenden Volkes schlug David einen Mann nieder. Seine Frau tat das übrige, stürzte sich auf das Opfer und brachte ihm mehrere Stiche mit dem Messer bei. Mann und Frau wurden zu Gefängnis verurteilt, letztere mußte aber alsbald der Irrenanstalt übergeben werden, und die Kinder kamen ins Armenhaus.

Nunmehr verlassen und verwaist, verkam David immer mehr, huldigte dem Alkohol, nächtigte in Busch und Wald und wurde für die Polizei ein immer größeres Rätsel. Man versetzte ihn zur Behandlung seines Alkoholismus und zur Beobachtung ins Irrenhaus.

Seine gewöhnliche Stimmungslage ist die gehobene, leicht manische, wie schon der schief auf dem Kopfe sitzende Hut und die ringgeschmückten Finger andeuten. Er ist gern dabei, wo es lustig zugeht, erzählt gewaltig aufschneidend von seinen Wandererlebnissen und Heldentaten, ist ohne Bedenken zu allerlei bübischen Streichen bereit, wie einer, der noch in den Flegeljahren steckt. Er ist falsch und unzuverlässig. Er verspricht und schmeichelt nach Keßlerart vorn, schimpft und hetzt und betrügt hinterrücks. Hält man ihm eine Strafrede, so wird er weich und gerät ins Schluchzen und Weinen wie ein Kind. Sein ödes, endloses Geschwätz und seine kindischen Lobpreisungen der eigenen Fertigkeiten, Leistungen und Arbeiten machen den Eindruck des Einfältigen. Was zu seinem Gewerbe gehört, macht er gern, wenn's nicht zu lange dauert, andere Arbeiten verleiden ihm bald, und die Beharrlichkeit ist nicht seine Tugend. Auch die Erzeugnisse seiner Arbeit, Korbflechterei, verraten den bizarren Phantasten; alles wird mit möglichst vielen bunten Farben übermalt und übermäßig mit läppischen Zieraten behängt.

Dem Vorschlag, eine feste, sichere Stelle bei einem soliden Meister anzunehmen, hielt er entgegen: „Das Wandern liegt mir im Blute, dagegen ist nicht aufzukommen." Nach 5 Monaten verließ er die Anstalt unter endlosen Dankbezeugungen und guten Versprechungen. Sein erstes war, daß er die in der Anstalt erworbenen neuen Hemden in Schnaps umsetzte. Innerhalb eines Monats brachte ihn die Polizei wieder in einer traurig veralkoholisierten Verfassung. Diesmal war er ein böser Schimpfer, Hetzer und Droher, brach aus und suchte den Weg nach Italien. Die Art, wie er seine Flucht bewerkstelligte, zeichnet seine über Ordnung und Verfügungen triumphierende Abenteuerlust. Es war ihm mitgeteilt worden, daß er demnächst aus der Anstalt entlassen werde. Auch wäre es ihm ein leichtes gewesen, von der Arbeit zu entweichen, da er lange Zeit bei allerlei Arbeiten im Freien beschäftigt wurde. Diese Handlungsweise gewöhnlicher Menschen genügte ihm nicht, er nahm sich die amerikanischen Lausbuben Tom Sawyer und Huck Finn des Herrn Mark Twain zum Vorbild, verschaffte sich heimlich die nötigen Werkzeuge und einen Gesellen, erbrach nachts ein Abortfenster und ließ sich am Seil herunter.

Wieder eingebracht, markierte er den reuigen Sünder und gelangte allmählich neuerdings in die gehobene, sorglose Stimmung hinein. Er musizierte, schnitt auf und verfertigte mit Eifer allerlei Korbwaren. Die Abstinenten nahmen sich dann seiner an und verschafften ihm eine gute Stelle. Er blieb aber kaum eine Woche am angewiesenen Orte.

Seither wandert er wieder in Begleitung irgendeiner Jugendliebe die alt gewohnten Pfade als hausierender Flicker im Lande herum und wird von der Polizei hin und her geschoben, wenn er ihr an einem Orte nicht mehr paßt. Daß er hier und da auch unschuldig verdächtigt wird, wenn etwas Schlimmes geschehen, ist verständlich, aber nicht recht[1]).

Die Frau Davids, die wir schon einigermaßen kennengelernt haben, ist eine Wolzer, eine kleine Frau mit ungemein frechem Gesichtsausdruck und dem Gebaren einer ergrimmten Katze. In der Anstalt, wo sie zuerst war, benahm sie sich nach Wolzerart sehr widerspenstig und machte fortgesetzt Fluchtversuche. Sie leidet an Sinnestäuschungen und Wahnideen, zerstört, zerschlägt, schmiert und ist hochgradig gemeingefährlich. Mitten aus anscheinender Ruhe stürzt sie sich auf die nächste Person und gebärdet sich ganz wütend.

Die Kinder dieses düsteren Ehepaares sind annoch zu jung, um ein Urteil über sie abgeben zu können. Bisher haben sie sich im Armenhaus befriedigend aufgeführt; aber was kann man aus diesem Nazareth Gutes erwarten?

Ich bin bei den Töchtern der Gruppe A angekommen. Maria Margreth (Nr. 8) wird in ihrer sittlichen Führung stark angezweifelt. Sie ist Hausiererin und aufdringliche Bettlerin. Ihre erste Ehe galt einem „Heiser" aus vagabundierendem Stamme, von dem sie sich scheiden ließ. Dann heiratete sie nach vorausgegangenem Konkubinat den David Markus (Nr. 194) und — hoffentlich zum Schlusse — einen jungen Wolzer, Hausierer und Flicker. Aus allen Ehen zusammen hat sie 22 Kinder, die sich zum Glücke auf 3 Heimatgemeinden verteilen werden. Jedem das Seine.

Margreth (Nr. 66) ist auf der Durchreise an fremdem Orte geboren und hat ihre erste Jugend im Armenhause zugebracht, wo sie, wie auch späterhin überall, sich durch ihr trotziges, unlenksames Wesen auszeichnete. Wegen Osteomyelitis und deren Folgen war das Mädchen über zwei Jahre in den Spitälern. Dort fiel sie auf durch ihre sonderbare Zuneigung zu gewissen Leuten des gleichen Geschlechtes und eine ebensolche Abneigung und Falschheit gegenüber anderen. Sie ist schwachsinnig und trotz aller Unterrichtsversuche Analphabetin geblieben. Man gab sich alle Mühe, sie auf den Weg der Tugend zu leiten, aber sie entgleiste alsbald völlig und gebar unehelich, von einem Italiener geschwängert. Auch ein längerer Aufenthalt in der Korrektionsanstalt ging nutzlos an ihr vorüber. Nunmehr ist sie mit einem Italiener verheiratet.

---

[1]) Seit längerer Zeit ist er wieder in der Korrektionsanstalt versorgt. Dort ist er einmal mit einem Genossen nach Italien, dem Lande seiner Sehnsucht, durchgebrannt, wo man aber die beiden wieder zurückschickte. Es war gerade die Zeit des deutsch-österreichischen Einbruchs, wo fremde Eindringlinge nicht besonders gnädig aufgenommen wurden.

Die Töchter Olga, Wilhelmina und Lina (Nr. 68, 69, 70) wurden im Armenhause erzogen. In der Schule schwach und später von unbefriedigender Aufführung, heirateten die zwei ersten gleichartige Wanderflicker des Geschlechtes Wolzer, während die dritte einen passenden Mann aus der Valle Fontana sich erkürte. Die erste der drei liegt in Ehescheidung.

Von den Kindern Abrahams III. mit der Rieti (2. Ehe) vermag ich nur über die zwei ältesten kurz zu berichten. Der vor Eheabschluß geborne Duri (Nr. 73) weilte im Armenhaus unter der Bezeichnung „mittelbegabt" und machte sich durch kleptomanische Anwandlungen bemerklich. Er ist Bauernknecht geworden und gilt als nicht ganz „helle" im Kopfe. — Abraham (Nr. 74) ist bei den Eltern aufgewachsen, lernte in der Schule nichts und hat sich Sachbeschädigungen zuschulden kommen lassen „als guter Anfang zu einem Spitzbuben".

Beim Rückblick auf die Gruppe A springt in die Augen der Wandertrieb und der Alkoholismus der Eltern. Letzterer steigert sich bei den Söhnen zu abnormen, psychopathischen Charakteren. Die Töchter sind intellektuell und moralisch minderwertig. Alle heiraten ins eigene Geschlecht oder in ähnliche Sippen hinein. Besonders zahlreich und rasseverderbend sind die Verbindungen mit den Wolzern. Von den Enkeln sind manche im Kindesalter gestorben. Die lebenden sind in der Überzahl intellektuell und moralisch entartet. An verschiedenen Orten treten verbrecherische Neigungen auf.

Gruppe B.

Etwas weniger zahlreich als Gruppe A, aber immerhin noch recht ansehnlich, ist die Nachkommenschaft des Paul (Nr. 83) mit seinen 18 Kindern und 52 Enkelkindern.

Paul ist ein in intellektueller Hinsicht bedeutend über seine Vettern hinausragender Mann, „schlau, stolz, verschlagen und gescheit, ein halber Advokat", wird er genannt. Ursprünglich Spengler und Musikant, verrichtete er später das ganze Jahr keine knechtliche Arbeit mehr. Obwohl Analphabet, genoß er den Ruf eines „Doktors" für Rheumatismus und Leute, „die nicht laufen können".

Seine erste Frau war eine Wolzer, zur Abwechslung einmal eine ordentliche Person, die sich von ihm scheiden ließ, später den Markus Nr. 151 heiratete und Potatrix wurde, wodurch sie ihr Eheglück kaum verbesserte. Paul hielt während der ersten Ehe zu seiner Magd, auch einer Wolzer, die ihm außerehelich, angeblich von einem Italiener, 4 Kinder gebar, die der wahre Vater aber später keineswegs verleugnete. Nach der Scheidung von der ersten Frau heiratete Paul diese Wolzer, eine durchtriebene Xantippe, worauf die Kinderzeugung auf gesetzlichem Wege munter weiterging. Die Frau hausierte mit „Bändeln, Faden und Resten", ein immer wiederkehrender Ausdruck für das verdeckte Bettelgeschäft.

Von den Söhnen aus erster Ehe fährt Oskar (Nr. 84) außerhalb des engeren Vaterlandes mit dem gedeckten Hausierwagen herum. Frau und Kinder hausieren mit „Resten, Bändeln und Faden", er selbst markiert den Kutscher und Schirmflicker, sonst „tue er nichts". Seine Gattin ist eine Zero, aus jüngerer Zeit die einzige Anheirat der Zero an „die vornehmen Markus". Als Grund der Abneigung wird von den Markus geltend gemacht, es sei einmal ein Zero gewesen, der habe fliegen können wie ein Vogel, von einem Hausdach aufs andere. Das war unzweifelhaft der berühmte Fritz Zero in Tab. I meiner Monographie. Aus Abscheu vor derartigen diabolischen Künsten, und wegen der häufigen Beziehungen der Zero zum Zuchthaus sei eine eheliche Verbindung mit denselben unerwünscht. Nachdem nun das Fliegen Modesache geworden, wird wohl in Zukunft dieser Eheausschließungsgrund wegfallen. Die Frau hatte als ledig üblen Ruf, sei dann aber still und wortkarg geworden. Die Familie ist ganz arm und zählt 12 Kinder, die alle schwach, verelendet und imbezill sein sollen.

Abraham Nr. 96, das Haupt einer zweiten Familie, ist als Schirm- und Korbflicker immer auswärts, „denn in unserem Lande könnte er mit seiner Frau gar nicht leben", wird zur Charakterisierung dieser Ehe von den Markus gesagt. Damit er diese Person aus ganz anrüchiger Sippe wegheirate, soll man dem Abraham eine Mitgift gegeben haben. Sie halte zu andern Männern, lasse sich vom eigenen als krank pflegen und führe ihre Tochter (Nr. 97), die der Mutter gleiche, auf ähnlichen Pfaden.

Paul (Nr. 98), seines Zeichens Flaschner, ist rechtschaffen seßhaft und Besitzer einer Wirtschaft. Er hat auch eine Hausiererin, aber eine gute Frau geheiratet, die offenbar ihren guten Einfluß geltend macht. Die Familie der Frau ist ursprünglich auch heimatlos gewesen und eingewandert, hat sich aber zum Handwerks- und Bauernstande erhoben. Der erste Sohn dieses Paares (Nr. 98) war ein ordentlicher Schüler und arbeitet fleißig in der Familie. Die übrigen Kinder sind gut geartet, aber schwach begabt.

David Elias (Nr. 103) ist „dumm", alkoholintolerant und mindestens zeitweilig geistesgestört. In einem Anfall von Aufregung lief er von Haus fort, weit in die Welt hinein, warf sein Geld in den Bach, wurde polizeilich festgenommen und zurückgebracht. — Seine Frau, eine Markus (Nr. 162), hat ordentlichen Ruf und hausiert mit Bändeln und Faden. Da der Mann nichts erwirbt, ist die Familie ganz arm daran. Die Kinder versprachen bisher nicht viel. Aus den Diensten, in die man sie untergebracht hatte, liefen sie heim und zeigten sich als anpassungsunfähig.

Abel (Nr. 112), das Haupt einer weiteren Familie, ist ein schlauer, verschlagener Wandersmann und streitsüchtiger Potator. Er handelt mit allerlei Dingen, auch mit Rossen. Im Raufhandel hat er einem Manne das Bein entzweigeschlagen und wurde dafür bestraft. „Er ist durchtrieben und betrügt, daß es den Leuten davon übel wird", sagt ein Vetter von ihm. — Seine erste Frau war eine Markus (Nr. 181), eine ordentliche Person, was aber den Mann offenbar nicht beeinflußt hat. In zweiter Ehe hat er eine Frau aus der Vagantenfamilie „Heiser", die nicht viel wert sein soll. Die Kinder dieses Mannes hat das Armenhaus in Pflege gehabt.

Fritz (Nr. 117), der letzte Sohn erster Ehe, lernte ein Handwerk, ist nun aber vagant und lebt zusammen mit einer älteren Witwe aus Valle Fontana.

Dem Gruppenvater Paul gebar die zweite Frau vor der Ehe 4 Söhne, die den mütterlichen Namen Wolzer tragen. Der eine, Fritz, ist ein Faulenzer, Knochen- und Lumpensammler, Handorgler und Potator, denn des Musikanten Kehle, die säuft als wie ein Loch. — Der andere, Elias leidet an paranoider Dementia und war eine Zeit lang in der Irrenanstalt. Er hausiert auf Lumpen und Knochen und hat die geschiedene Frau des Markus (Nr. 170), eine geborne Wolzer zur Frau, die ihm 5 Kinder geboren hat. — Paul gleicht im Äußeren ganz dem Vater, ist Roßhändler und Hausierer. Seine Frau ist eine Markus (Nr. 56), der wir in Gruppe A begegnet sind.

Gustav (Nr. 126) aus zweiter Ehe ist laut Zeugnis eines Vetters ein großer Vagabund vor dem Herrn. Er ist wegen Velodiebstahls bestraft und war bei einer Prügelei beteiligt, in der ein Mann das Leben eingebüßt. In Gemeinschaft mit seiner Frau und einem Genossen hat er einen Fuhrmann überfallen und zu berauben versucht. Mann und Frau wurden dafür zur Zuchthausstrafe verurteilt. In der Untersuchungshaft erkrankte Gustav, wurde irrenärztlich begutachtet und als Dementia praecox diagnostiziert. Das Gutachten schildert ihn: „Als er in die Anstalt gebracht wurde, war er der Zigeuner, wie er im Buche geschildert wird, verwildert und verwahrlost. Die langen Haare hingen ihm in großen Strähnen über die niedrige Stirn tief ins Gesicht hinunter und ebenso in den Nacken, die Augenbrauen waren struppig, der Bart wirr, die Kleider staubig und herunterhängend. Das Scheren der Haare wollte er nicht zugeben, denn der Herrgott habe es nicht erlaubt. Als es dennoch geschah, jammerte er, der Herrgott habe ihn als Zigeuner hergestellt, erst wenn er wieder sei, wie er gekommen, mit den langen Haaren, werde er erlöst, sonst nicht." Also gewissermaßen ein zweiter Simson. Weiterhin äußerte er Eifersuchtsideen gegen die Frau, deren Untreue ihm seine Träume meldeten. In den Kranken der Umgebung erblickte er seine Verwandten, „aber nicht Weltmenschen mit Fleisch und Blut, nicht positive Gestalten, sondern Scheinbilder, die sich verändern, kommen und verschwinden". Weil auch die Gegenstände und die Speisen sich unter seinen Augen veränderten, verweigerte er die Nahrung. — Gustav ist in der Irrenanstalt versorgt. Er halluziniert fortgesetzt, sieht im Winter die Bäume mit Früchten behangen, hört die Stimme Gottes, betet viel und betreibt reichlich allerlei religiöse Übungen. Seinen anfänglich wiederholt eingestandenen Raubversuch leugnet er mit Stumpf und Stiel. Seine Frau ist aus einer auswärtigen Wander- und Rauferfamilie und hat einmal einem Manne einen Messerstich beigebracht. Die Leutchen hausieren mit Resten und sind, wie der Vetter sagt, „heitere Vögel, Schuldenmacher und Schwindler". — Der Kinder hat sich das Armenhaus erbarmen müssen.

Die Töchter 2. Ehe des Paul sind zumeist schwach begabt, schlecht verheiratet und in großer Armut. Die noch ledige Minna steht im Begriffe, sich ins eigene Geschlecht hinein zu verheiraten.

In Gruppe B hat sich ein intelligenter, aber sittlich-moralisch tiefstehender Potator wieder mit dem Hause Wolzer verbunden. Mit einer einzigen Ausnahme, wo eine ordentliche Heirat im Sinne einer Besserung bestimmend gewirkt hat, ist die Nachkommenschaft gefehlt, vagant, sittlich-moralisch minderwertig und z. T. imbezill. Es treten Geistesstörung und verbrecherische Neigungen auf.

Gruppe F.

Das Haupt der Gruppe F, David (Nr. 137), ist in mehrfacher Hinsicht eine bedenkliche Erscheinung. Er ist Hausierer, Fischer, Verzinner, Potator und gilt als verschlagen, „nichts wert und ohne Wort". Besonders eigenartig sind seine Eheerlebnisse. Zuerst nahm er sich eine Geschiedene aus dem eigenen Geschlechte (Nr. 217), eine schlaue Hausiererin, von der er sich scheiden ließ. Inzwischen war ihm die Witwe des Selbstmörders Nr. 3 zugelaufen, und da er sie in seiner Eigenschaft als Ehemann nicht heiraten konnte, wanderte er mit ihr nach Italien aus, wo sie seine Frau wurde. Nachdem dieses Weib gestorben, heiratete er zum dritten Male.

Die Früchte eines solchen Ehebetriebes sind nicht gut ausgefallen. Aus der ersten Ehe verblieb, nachdem ein Kind gestorben war, die Tochter Sara. Schwach begabt, von der Mutter schlecht erzogen und erotisch, hat sie in Vagantenkreise hinein geheiratet und hausiert mit Resten. — Ein uneheliches Kind der zweiten Frau ist schlecht begabt und weilt im Armenhause. Der folgende eheliche Sprößling war ein „Nogg" (Idiot), der jung starb. Was das Kind dritter Ehe verspricht, kann man noch nicht sagen.

In Gruppe F hat ein Potator mit minderwertigen Frauen eine nicht lebensfähige Familie gestiftet.

Gruppe G.

Das Haupt der Gruppe G, Johann (Nr. 143), ist Händler, stolz, unzuverlässig, „er verspricht viel und hält wenig". Seine erste Frau, die Mutter seiner Kinder, ist aus dem Wanderstamm der „Heiser", die zweite aus dem ursprünglich heimatlosen Bauernkreis.

Die älteste Tochter Erika (Nr. 144) war in der Jugend gut beleumdet und ist eine ordentliche Heirat eingegangen.

Die übrigen Kinder der Familie Johann sind im Armenhause aufgewachsen. — Sara hat ein Handwerk gelernt, ist gut, brav und hat den Mann geheiratet, den der Vater bestimmte. — David Gustav hat eine Markus Nr. 226, hausiert und wird mit Vorsicht aufgenommen. Den unzuverlässigen Charakter des Vaters hat auch der Wanderer Paul Sixtus, der ebenfalls ins eigene Geschlecht hineinheiraten will. — Rosa lief dem Ehemanne einmal davon und zog zur Abwechslung mit einem Markus in die Weite und Breite.

Von ein paar rühmlichen Ausnahmen abgesehen, ist die Unzuverlässigkeit das Kennzeichen dieser Gruppe.

Gruppe H.

Vom Haupt der Gruppe H, Elias (Nr. 151), sagt die Fama mit Vergnügen, er sei ständig besoffen, im übrigen aber ein harmloser Keßler und Hirte. — Erstmals hatte er eine geschiedene Wolzer zur Frau, der dann eine Witwe Markus, geborene Wolzer im Amte folgte. Das Ehepaar lebt auf gleich und gleich, beide trinken, die Frau trägt den Schnaps mit der Kaffeekanne herbei, weil ein kleineres Gerät offenbar nicht genügen würde. Überdies wird ihre Zuverlässigkeit angezweifelt.

Die zwei Kinder dieser Doppelehe hat das Armenhaus erzogen. Beide sind imbezill. Der männliche Sprosse hat ein Handwerk gelernt, war ein ordentlicher Bursche, hat sich aber erbärmlich mit einer „Heiser" verheiratet.

Die Potatorenehe der Gruppe H hat Schwachsinn erzeugt.

Die Töchter der Linie I.

Von den Töchtern der Linie I (C, D, E des Stammbaums) hat Zenza (Nr. 134) den Ruf einer öden Schwätzerin erworben. Sie hat einen Taglöhner geheiratet. — Eda (Nr. 135), geistig von etwas besserer Beschaffenheit, ist die Frau eines armen Korbflechters aus Österreich, der in Italien hausiert. — Nora Tina (Nr. 136), von ungefähr gleicher geistiger Eigenschaft, hat einen einheimischen Korbflechter aus Wanderkreisen zum Manne. Ihre Buben seien wenig wert. Der Bruder ihres Gemahls sei eine Art Hexenmeister, der alle Türen öffnen könne. Alle diese Schwestern haben einen bedeutenden Kindersegen und vermochten sich mit ihren Familien nicht über die Schwelle der Armut und der Vagantität zu erheben.

Die Töchter der Linie I mit ihren Familien stehen ungefähr auf der gleichen Stufe wie die männlichen Glieder der Linie.

Linie II.

David (Nr. 156), der zweite Sohn des Stammvaters, war Keßler, genoß den Ruf des soliden, ehrlichen und sparsamen Mannes und starb in der Heimat. Ehre seinem Andenken! Er beweist, daß auch im Stamme Markus noch gute Kerne vorhanden sind, die unter Umständen zur Erscheinung gelangen können. — Seine Frau war dagegen keine gute Person, eine durchtriebene Hausiererin aus dem unvermeidlichen Geschlechte Wolzer. Ihr erblicher und persönlicher Einfluß wird sich in den Kindern festgesetzt haben, so daß die wenigsten gut ausfielen.

Vier Kinder dieses Ehepaares sind jung gestorben, wofür aber andere in der Fortpflanzung in den Riß traten, so daß sich doch immerhin eine ansehnliche Nachkommenschaft ergibt.

Gruppe E.

Abraham (Nr. 161), das Haupt der Gruppe E, hauste auswärts als Wasenmeister, Keßler, Spengler, war Potator strenuus und nahm ein ganz ungewöhnliches Ende mit Schrecken. Beim Verzinnen verwechselte er in der Eile die Salzsäureflasche mit der Schnapsflasche, schüttete die Säure die Gurgel hinunter und starb nach einer Stunde qualvollen Leidens. Seine Frau, eine Wolzer, tat es ihm im Trinken gleich, galt als falsches Weib und hat nachher den Markus Nr. 151 geheiratet, wo wir sie als Ehefrau schon kennengelernt haben.

Einer Tochter dieses Ehepaares sind wir bereits begegnet als Frau des Markus Nr. 103. Sie ist geistig schwach begabt.

Der Sohn David Johann (Nr. 163) kam mit einem lahmen Beine auf die Welt und hat eine Einäugige geheiratet. Er gilt als gescheit und fährt mit einem Gaul den Hausierwagen der Frau herum und läßt sich von ihr, die fleißig und eine ausgezeichnete Hausiererin sein soll, den Schnaps zutragen, den er aber „nur mäßig" genießen soll. Die vier Töchter des Paares erwiesen sich in der Schule als mittelbegabt und helfen nun den Eltern in ihrem Gewerbe.

Jos Alex (Nr. 170), Roßhändler, machte sich des Ehebruches schuldig und starb an Hirnentzündung. Die erste Frau, eine Wolzer, war dumm, schmutzig, falsch und ist jetzt die Gattin des J. E. Wolzer (Nr. 122). Die zweite Frau, eine Markus (Nr. 56) ist jetzt Gattin des J. P. Wolzer, Bruder des vorigen. Dieser Weiberaustausch zwischen den befreundeten Geschlechtern ist rührend.

Die Kinder des Alex hat das Armenhaus erzogen. Das erste hat Zwergwuchs und ist imbezill, das zweite ist etwas besser begabt, hört aber nicht gut. Zwei uneheliche Kinder der beiden Alex-Frauen sind imbezill.

Elias Kuno (Nr. 177) ist im Armenhaus aufgewachsen. Er war ein schwacher Schüler, der sich aber gut gemacht hat, wohl z. T. infolge einer ordentlichen Heirat außerhalb des angestammten Kreises. Er ist seßhaft, solid und hat sich in fleißiger Arbeit einen Besitz erworben. Der gute Charakter des Großvaters scheint hier durchgebrochen zu sein.

Auch seine Schwester, Tina Margreth (Nr. 178), ist gut und hat einen Händler geheiratet, der außerhalb des Wanderkreises steht. Sie ist, wie der folgende Bruder, im Armenhause erzogen worden.

Gregor (Nr. 179) war in der Schule wenig begabt, hat ein Handwerk gelernt, betreibt es aber nicht und lebt mit seiner Frau, der Markus Nr. 192, auswärts.

Rosa (Nr. 181) ist uns als Frau des Abel Markus (Nr. 112) begegnet.

In Gruppe E scheint der gute Charakter des Großvaters da und dort zur Geltung gelangt zu sein, während Potatorium und Minderwertigkeit der Eltern in den Nachkommen geistige Schwäche und körperliche Abnormitäten hervorbrachten.

Gruppe F.

Das Haupt der Gruppe F (Nr. 184) ist einer der berühmtesten Markus geworden. Er war ein großer, schwerer Mann, seines Zeichens Wasenmeister, Glockengießer, schwerer Potator, galt als der erste Raufbold der Sippe und ist wegen Mißhandlungen bestraft und in ungezählte Bußen verfällt worden. Eine Landesgegend verbot ihm gerichtlich die Einkehr in ihre Gasthäuser. Seiner Bosheit wegen durften die Leute kaum an seiner Behausung vorbei. Er hielt sich 4 bis 5 große, bissige Hunde, und über der Stubentüre hingen immer geschliffene Waffen. In der Schlägerei zu Oberkirch, die er verursachte, wurde einem Manne das Bein gebrochen, und eine Wirtin verlor ob eines Wortwechsels durch seine Faust ihr Gebiß. Dieser offenbar psychotische Raufer ist an einem Schlage gestorben. Seine Frau, eine Wolzer, war wie er Potatrix, böse, händelsüchtig, falsch und unwahr. Gleich und gleich gesellt sich gern. Sie verzog sich nach dem Tode des Mannes zu ihrem ähnlich geratenen Sohne nach Italien, wo sie mit Tod abging.

Dieser Sohn Elias (Nr. 191), ein rauflustiger Potator, kam in eine Korrektionsanstalt und entfloh von dort nach Italien, wo er sich unter dem Schutze der Ausweispapiere seines Vaters aufhält, den Roßhandel betreibt und weiter trinkt, sofern er Geld hat. Die Heimat meidet er ängstlich.

Zwei Töchtern des Ehepaares F sind wir bereits als Frauen der beiden Markus Nr. 9 und Nr. 43 begegnet (Nr. 185 und 186), als streitsüchtigen, psychotischen Personen im Sinne und Geiste der Eltern.

Die Töchter Clara Stella und die Eva hat das Armenhaus erzogen. Erstere ist imbezill und „nicht viel wert". Sie hat den Markus Nr. 179

geheiratet. — Die andere, eine gleichgültige, faule „Schickse", hat sich einen Keßler der Valle Fontana als Ehemann auserkoren.

In Gruppe F hat ein geistig abnormes Trinkerpaar ganz ähnliche Nachkommen erzeugt.

Gruppe G.

Das Haupt der Gruppe G, Jos David (Nr. 194), fest und schwer wie sein Bruder Elias und von ähnlichem, streitsüchtigem Wesen, galt als der erste aller Roßhändler, war überdies Glockengießer, Potator quotidianus und starb an Magenschluß. Er hatte drei Schwestern Heiser nacheinander in die Ehe geführt und liebte es, sie allesamt zu prügeln. Die eine verlor beim Glockengießen ein Auge, und von der andern ging das Gerücht, sie sei vom Manne vergiftet worden. Mit der Markus Nr. 8 lebte er in wilder Ehe, und sie heiratete ihn als vierte Frau, was als ganz besonderes Gottvertrauen ihrerseits gebührend zu vermerken ist.

Von den 14 Kindern des Jos David sind 5 jung gestorben. David (Nr. 195), unehelich geboren, ist Händler, Handorgler, Potator, streitsüchtig und polizeilich bestraft. Er hat eine Wolzer zur Frau. — Franz Elias (Nr. 204) ist Potator und Epileptiker. Er lebt bei der einäugigen Mutter mit der imbezillen Schwester Maria (Nr. 206). Auch er ist polizeilich bestraft. — Johann (Nr. 205) ist Verzinner und Hausierer.

Die Kinder vierter Ehe sind bei der Mutter, die in zweiter Ehe einen Wolzer geheiratet hat. Sie soll überdies noch zwei uneheliche Kinder von einem Heiser geboren haben. Die ganze Gesellschaft ist in geheimnisvolles Dunkel gehüllt, und „es scheinen in dem Neste böse moralische Verhältnisse zu herrschen".

Das Ehekonglomerat des psychotischen Potatoren in Gruppe G hat Neurosen, Schwachsinn und asoziale Nachkommen hervorgebracht.

Die Linien III, IV und V.

Elias (Nr. 212), der Inhaber der III. Linie, ist nur eine vorübergehende Erscheinung. Er war Wasenmeister, Spengler und Potator maximus. Er soll ebenfalls durch Verwechslung der Salzsäure mit Schnaps zugrunde gegangen sein. Er stand im Verdacht, eine Frau ermordet zu haben, wurde aber freigesprochen. Seine Frau aus Valle Fontana ist steril geblieben, so daß uns hierorts keine Nachkommenschaft beschwert.

Von seinen zwei Schwestern (IV und V) war die Tina (Nr. 213) in bäuerliche Kreise verheiratet und galt als unbescholtene Hausiererin. — Nana (Nr. 214) hat einen einhändigen Glockengießer und Potator zum Manne.

Linie VI.

Das Haupt der Linie VI, **Johann** (Nr. 215), war Spengler, Flicker, Wasenmeister, Hausierer und Potator. Seine erste Frau war aus Bauernkreisen, die zweite, Mutter seiner Kinder, ist eine imbezille Vagantin.

Von seinen Kindern hat **Maria Nora** (Nr. 217) drei Männer aus Wanderkreisen gehabt. — **Olga** (Nr. 218) ist ebenso verheiratet und Besitzerin einer ganz armen Familie.

Der Sohn **Abraham** (Nr. 216) hat sich durch Diebstahl bemerklich gemacht. — **Thomas** (Nr. 219), ein Hausierer, führt mit seiner Frau aus Valle Fontana eine Potatorenehe. Die Frau war wegen Trunksucht schon eingesponnen. Ihre Kinder seien „alle Lappi" oder imbezill. Immerhin tut ein Sohn Dienst beim Militär, da er aber reizbar ist, sei er fast ständig im Arrest gewesen.

David (Nr. 223), Potator und Kaminfeger, hat eine Hausiererin, die Tabak raucht, zur Frau. Das Rauchen wird ihr seitens der Sippe übler vermerkt als das Trinken. — Ein Sohn dieses Paares, Joh. **David** (Nr. 224), erregte Ärgernis durch Konkubinat. Er ist Potator, nicht gescheit, ein Taugenichts und hat eine Wolzer, Schwester der Geisteskranken Nr. 57, zur Frau. Sie sei gescheit, aber sehr massiv und streitsüchtig.

Der schwach begabten **Erika** (Nr. 226) sind wir als Markusfrau (Nr. 146) begegnet. — **Friederika** (Nr. 227) soll begabt und gut sein. Ebenso die im Armenhaus weilende **Agnes Nora** (Nr. 228).

In Linie VI hat die Ehe eines Potators mit einer Imbezillen eine zum großen Teil schwachsinnige und trinkende Nachkommenschaft ergeben.

Linie VII.

Die Linie **Sixtus** (Nr. 229) ist im Aussterben begriffen. Vater und Mutter sind an Schwindsucht gestorben, ebenso die beiden Töchter und wahrscheinlich auch der Sohn Friedrich. — Sixtus der Vater war ein Prima-Violinspieler, der mit seinem Sohne als Baß-Sekond auf Märkten und bei Tanzanlässen im Lande herum spielte. Die Gemütsartheit des Musikanten scheint ihn aber bisweilen verlassen zu haben, denn er wurde wegen Tierquälerei bestraft. Er erwarb sich ein Bauerngütchen, das er seinem Sohne David hinterließ. Seine Frau war unbescholten, obwohl aus Vagantenkreisen.

Der geistig beschränkte **David** (Nr. 230), ein kleines Männchen und Sonderling, hat das elterliche Erbe als Hausierer durchgebracht und als älterer Mann eine grandiose, erotische Hysterica geheiratet. Die Frau wandert zwischen Spital, Armenhaus und Korrektionsanstalt hin und her.

Linie VII ist der Tuberkulose und dem Tode geweiht.

Linie VIII.

Paul Edi, der Inhaber der Linie VIII, besitzt in fremder Gemeinde als unbescholtener Bauer mit seiner Frau aus Valle Fontana ein kleines Heimwesen. Eine Tochter ist ins Ausland, eine im Lande an einen Bauer verheiratet, nachdem sie vorher außerehelich geboren hatte. Tina (Nr. 238) hat bei den Wolzern einen Händler gefunden. — Judith und Rosa sind in ärmliche Bauernkreise hineingeraten. — Der Sohn Fritz soll sich einen andern Namen beigelegt haben. Daß ihm der väterliche nicht mehr gefiel, ist schließlich verständlich und könnte für ihn kein schlechtes Zeichen sein. — Vier Kinder haben sich im jugendlichen Alter aufs Bessere besonnen und den Weg ins Jenseits angetreten.

Die Nachkommen der Linie VIII verfolgen entgegengesetzte Straßen, die einen konservativ nach den Wigwams der Ahnen, die andern im fortschrittlichen Sinne nach den Zelten seßhafter Menschen hin.

Linie IX.

Christian, der letzte Sohn erster Ehe, Träger der Linie IX, war ein großartiger Musikant und erklecklicher Potator. Weil er mit der Frau zerfallen und im Streite lag, zog er in den letzten Jahren seines Lebens verlassen herum, fiel in einen Bach und ertrank. Er war Glockengießer und eine Zeitlang auch Besitzer einer sehr primitiven Mühle. Seine beiden Frauen, eine Wolzer und eine Ruher tragen den Ehrentitel der Frau des weisen Sokrates, womit die gefehlte Gattenwahl des armen Musikanten hinlänglich entschuldigt ist.

Die Kinder pendeln um die Imbezillität herum und haben zum Teil bereits Eheanschluß an die unabwendbaren Wolzer und Valle Fontana gefunden. Der eine Sohn hat die dritte Schwester des Geisteskranken Nr. 57 heimgeführt. — Abraham ist imbezill, und Josepha hat Zwergwuchs.

Fritz (Nr. 251) kam bei Anlaß eines von ihm begangenen Einbruchdiebstahls in psychiatrische Untersuchung. Er ist ein kleiner Bursche mit großem Schädel, großem Kropfe und den ausgesprochensten Markusmanieren. Der schwachsinnige, von den Eltern vernachlässigte Mensch, ist fast sein Leben lang mit der verwandten bösen Sippe im In- und Auslande herumgezogen und hat nach eigenem, freimütigem Geständnis an Prügeleien und Diebstählen teilgenommen. Er ist sehr abergläubisch und deutet ängstlich seine eigenen Träume. Ein Traum hat ihn einstmals aus dem Schwabenlande nach Hause getrieben. — Da er völlig verlassen war, brach er als 20jähriger Bursche in ein einsames, unbewohntes Haus ein und nährte sich dort ein paar Tage lang an den vorhandenen Eßwaren und Getränken. Dann packte er verschiedene Gegenstände, besonders Kupfergeschirr zusammen, trug das Bündel fort, verschenkte einiges, verbarg das übrige und ließ es liegen. Für sich verwertet hat er davon nichts, denn einige Zeit nachher bekam er Sinnestäuschungen, hörte Vorwürfe und Drohungen, hatte böse Träume und wähnte sich verfolgt und mit dem schändlichsten Tode bedroht. „Er werde wegen seines Diebstahls im Abort verlocht", drohte ihm eine Stimme. In seiner Angst stellte er sich dem Gerichte, bekannte alle seine Untaten und bot Genugtuung an. Die Strafe, die er erhielt, bedeutete für ihn eine Wohltat und Erlösung von seinen Gewissensbissen. Aber auch, nachdem er die Freiheit erlangt, irrte er wieder hilfesuchend herum, von Angst und Verfolgungsideen getrieben.

In Linie IX hat die Ehe eines Potators mit minderwertigen Frauen in den Nachkommen körperliche Abnormität, Schwachsinn, Verbrechen und Geistesstörung ergeben.

Die Linien X und XI.

Die beiden letzten Kinder des Stammvaters Abraham sind aus seiner zweiten Ehe mit der Einheimischen hervorgegangen.

Jos Gregor (X) ist Violinspieler, Senn, Sticker und Potator. Trotz dem hohen Alter des Erzeugers und der Trunksucht der Mutter soll er begabt sein und ebenso seine beiden Kinder, vielleicht eine Erbschaft aus dem mütterlichen Bauernkreise.

Johanna (XI), von der niemand etwas Näheres weiß, hat nach Ungarn geheiratet, vermutlich einen Zigeuner. Der Weg dorthin war ja schon durch ihre Vettern vorbereitet.

Schluß.

Ich übergebe diese durch manche Jahre hingeschleppte biologische Arbeit dem Drucke zum 70. Geburtstage meines verehrten Lehrers und Freundes, Prof. Dr. A. Forel. Sie möge einen kleinen Beitrag bilden zu den hohen Gedanken und Anregungen, die der große Forscher und Menschenfreund über Rassenprobleme in seinen vielen Schriften mit kühnem Schwunge niedergelegt hat. An meine Familiengeschichten ließen sich mancherlei derartige Erörterungen anknüpfen, die ich mir versagen muß. Nur einem Gedanken möchte ich kurzen Ausdruck geben. Die von mir geschilderten Familien mit ihren gesellschaftsfeindlichen Eigenschaften wurzeln im 30jährigen Kriege. Sie haben seither mit größter Zähigkeit am Leben der „Heimatlosen" festgehalten. Wir erleben heute den schrecklichsten aller Kriege. Die Besten verbluten, die Guten werden krank oder verderben, die Schwachen bleiben als Träger der Fortpflanzung. Wie viele Gesellschaftsfeinde irgendeiner Art mag dieser Krieg gebären? Wie viele Jahrzehnte und Jahrhunderte werden zur Ausmerzung dieser Kriegssaat nötig sein? Dies irae, dies illa!

Stammbaum der Familie Markus.

Abraham geb. 1807, gest. 1888. Wasenmeister, Glockengießer.
I. Ehe: Meier, Johanna, von ?, geb. 1802, gest. 1871. 9 Kinder.
II. Ehe: Rapa, Maria, von ?, geb. 1843, gest. ?. 2 Kinder.

Ord-nungs-Nr.	Generationen				Deszendenten			
	1	2	3	4	Namen	geb.	gest.	
1	I				Abraham	1824	1886	Wasenmeister, Potator usw.
					Schwarz, Nora von ?	1824	1885	kopul. 1843, Potatrix. 8 Kinder.
2		A			Abraham	1844	1916	Potator, Vagant.
					Manto, Nora, Valle Fontana	1844	1891	kopul. 1865, Vagant. 13 Kinder.
					Rieti, Margret, Tondorf	1876		kopul. 1898, Vagant. 12 Kinder.
3			1		Adam	1866	1896	Potator, Suicid. 4 Kinder.
					Wolzer, Nana, Meierzell	1866	1903	kopul. 1888, Abnorm. Charakter. 1901 kopul. mit Nr. 137.
4				a	Ida Nora	1891		Armenhaus, vagabond.
5				b	Maria Nora	1894		„ auffäll. Charakter.
6				c	Olga	1896		„ mittelmäßig begabt.
7				d	1 Kind	?	?	in der Jugend gestorben.
8			2		Maria Margreth	1868		kopul. 1877 mit Vagant Heiser, kopul. 1899 mit Nr. 194, kopul. mit Wolzer; 22 Kinder.
9			3		Paul	1870		Vagant, Potator, Falschmünzer.
					Markus, Tina Olga Nr. 185	1869		gesch. 1914, imbezill usw. 11 Kinder.
10				a	Maria Olga	1890		Armenhaus, imbezill, verh. nach Italien.
11				b	Eugen Adam	1893		imbezill, Totschlag usw.
12				c	Nora	1895		Armenhaus, imbezill.
13				d	Silvester	1898		Besserungsanstalt, imbezill.
14				e	Zacharias	1900	1901	Zwilling mit f.
15				f	Martin	1900		auswärt. Erziehungsanstalt.
16				g	Hans	1902		„ „
17				h	Franz	1904		„ „
18				i	Luzius	1908		Armenhaus, Brandstifter, Irrenhaus.
19				k	Walther	1910	1915	Armenhaus, imbezill, kränklich, in der Jauchengrube ertrunken.
20				l	Anton	1912		Armenhaus, Brandstiftung mit i.
21			4		Willi	1872		Potator, Vagant usw.
					Minder, Ida, Aadorf	1871		kopul. 1893, aus Vagantenkreisen. 11 Kinder.

Stammbaum der Familie Markus (Fortsetzung).

Ord-nungs-Nr.	Generationen 1	2	3	4	Deszendenten Namen	geb.	gest.	
22—27				a—f	4 Knaben, 2 Mädchen		†	im Säuglingsalter gestorben.
28				g	Adam	1897		imbezill.
29—32				h—l	1 Knabe, 3 Mädchen	1902,1904, 1906,1910		
33			5		Oskar	1874		Potator, Raufer usw.
					Ruher, Magdal., Neuhofen	1872		kopul. 1894, aus Vagantenkreisen 9 Kinder.
34				a	Abraham Johann	1894		imbezill, erotisch.
35—37				b—d	1 Knabe 2 Mädchen		†	im Kindesalter gestorben.
38				e	Maria Lea	1899		imbezill.
39				f	Maria Rose	1901		,,
40				g	Antonia	1905		,,
41—42				h—i	Rudolf und Max	1910.1913		
43			6		Alfred Fritz	1876		Potator, Raufer
					Markus, Olga, Nr. 186			kopul. 1894. 12 Kinder. Psychotisch.
44—51				a—h	8 Kinder		†	im Kindesalter gestorben.
52				i	Max	1898		
53				k	Ida	1901		
54				l	Ruodi	1902		imbezill.
55				m	Clara	1904		gut begabte Schülerin.
56			7		Nora	1878		unsittlich, kopul. 1898 mit Nr. 170, kopul. 1901 mit Paul Wolzer (Nr. 124). 4 Kinder.
57			8		Jos David	1880		Potator, Irrenanstalt. 7 Kinder.
					Wolzer, Olga, Meierzell	1881		kopul. 1900, schizophren, Irrenanstalt.
58				a	Maria Olga	1901	1901	
59—64				b—g	4 Knaben, 2 Mädchen	1908—10		alle im Armenhaus.
65			9		Jos David	1879	1879	
66			10		Margreth	1885		imbezill, abnorm, kopul. nach Italien. 5 Kinder.
67				a	Benedetto	1906	1907	unehelich.
68			11		Maria Olga	1886		Armenhaus, imbezill, kopul. mit Wolzer. 3 Kinder.
69			12		Wilhelmina	1890		Armenhaus, imbezill, kopul. mit Wolzer. 3 Kinder.
70			13		Lina	1883		kopul. 1901 nach Valle Fontana.
71, 72			14, 15		2 Mädchen	1900,1906	†	aus II. Ehe, im Kindesalter gestorben.
73			16		Duri	1889		vor der Heirat geboren, Armenhaus usw.

Stammbaum der Familie Markus (Fortsetzung).

Ord-nungs-Nr.	Generationen				Deszendenten			
	1	2	3	4	Namen	geb.	gest.	
74			17		Abraham	1901		imbezill, schwieriger Charakter.
75			18		Lorenz	1902		
76			19		Lina	1903		
77			20		Joseph	1904		
78—80			21—23		1 Knabe, 2 Mädchen	1907—10		
81, 82			24, 25		2 Kinder ohne Namen		†	
83		B			Paulus	1846		Spengler, Potator, Quacksalber usw. 18 Kinder.
					Wolzer, Sophie, Meierzell	1844	1893	kopul. 1866, geschieden, 1886 kopul. mit Markus Nr. 151.
					Wolzer, M. Ida, Meierzell	1855		kopul. 1885, unsittlich.
84			1		Oskar	1867		ständig Vagant, Potator usw.
					Zero, Tina, von Xand	1870		kopul. 1893, s. Zero Tab. IV. 11 Kinder.
85				a	Jos, Oskar	1895		imbezill.
86				b	Joh. Abel	1897		,,
87				c	Fritz	1903		,,
88				d	Kaspar	1901		,,
89, 90				e, f	1 Knabe, 1 Mädchen		†	im Kindesalter gestorben.
91—95				g—l	5 Kinder			alle sollen körperlich schwach, imbezill sein.
			2		Abraham	1869		ständig Vagant, Potator.
96					Weiß, Caecilia, Waldkirch	1874		aus Vagantenfamilie, kopul. 1894.
97				a	Erica	1897		unbekannt wie und wo.
98			3		Paul	1871		Spengler, seßhaft, unbescholten. 4 Kinder.
					Ruber, Marg., Bernau	1873		kopul. 1891 aus Handwerkskreisen. Hausiererin.
99				a	Arnold Paul	1892		mittel begabt, gut geartet.
100				b	Margreth	1895		imbezill, gut geartet.
101				c	Martin	1900		schwach begabt.
102				d	Lina	1902		,, ,,
103			4		David, Elias	1873		Potator, Vagant, Raufer usw. Psychose.
					Markus, Olga, Nr. 162			kopul. 1897.
104				a	Elisabeth	1897		anpassungsunfähig.
105				b	Johann	1899		,,
106				c	David Alois	1901		,,
107				d	Leonz	1904		,,

Stammbaum der Familie Markus (Fortsetzung).

Ordnungs-Nr.	Generationen 1	2	3	3	Namen	geb.	gest.	Deszendenten
107—11				e—h	4 Knaben	1904,1906, 1908,1910		leben in großer Armut bei den Eltern.
112			5		Abel	1875		Potator, Raufer, Vagant.
					Markus, Rosa, Nr. 181	1877	1912	4 Kinder.
					Heiser, Olga	?		aus Vagantenfamilie, kopul. 1913 oder 1914.
113				a	Joseph	1896		Armenhaus.
114				b	Joh. Abel	1897		,,
115				c	Karl	1898		,,
116				d	Ursula	1900	1914	
117			6		Fritz	1878		Vagant, Konkubinat m. Frau Manto.
118—21			7—10		2 Knaben, 2 Mädchen		†	im Säuglingsalter gestorben. Davon 3 aus II. Ehe.
122			11		Jos, Elias Wolzer	1863		unehelich, Vagant, Psychose, kopul. mit Wolzer, Zenza.
					Wolzer, Zenza			geschieden von Markus, Alex Nr. 170. 5 Kinder.
123			12		Fritz Wolzer	?		unehelich, Potator, Vagant.
124			13		Paul Wolzer	?		unehelich, Vagant. 4 Kinder.
					Markus, Nora, Nr. 56	1878		
125			14		Gustav Wolzer	?		unehelich, Vagant, Raufer, Diebstahl, Frau aus Vagantenfamilie.
126								5 Kinder.
			15		Gustav	1885		II. Ehe, Dementia praecox, Vagant, Raufer, Raubversuch.
					Lauter, Zenza	?		kopul. 1905, aus Vagantenfamilie. 4 Kinder.
127—30				a—d	1 Knabe, 3 Mädchen	1906—10		alle im Armenhaus.
131			16		Maria Ida	1888		imbezill. 4 Kinder.
					Ruber, Arwig, Bernau	?		Potator, große Armut.
132			17		Maria Olga	1891		imbezill, Vagant, kopul. Ruher Edi. 2 Kinder.
133			18		Mina	1897		Vagant.
134		C			Zenza	1852		imbezill, kopul. 1872 mit Ruber, Bernau. 8 Kinder.
135		D			Eda	1854	†	Vagant, kopul. 1876 mit Walmer. 5 Kinder.
136		E			Nora Tina	1856		Vagant, kopul. 1875 mit J. F. Zirler, Neukirch. 10 Kinder.
137		F			David	1858		Potator, Konkubinat.
					Markus Nora, Nr. 217	1850		gesch. Ringer, nochmals geschieden.

— 112 —

Stammbaum der Familie Markus (Fortsetzung).

Ord-nungs-Nr.	Generationen				Deszendenten			
	1	2	3	4	Namen	geb.	gest.	
					Wolzer Nana, Meierzell	1866	1903	Witwe des J. J. Markus Nr. 3.
					Ruber, Nora, Bernau			
138			1		Maria Sara	1886	1886	aus I. Ehe.
139			2		Sara	1890		I. Ehe, Armenhaus, erotisch, kopul. 1910 mit Heiser X.
					Heiser X, Siglingen			ohne Kinder.
140			3		David	1898		unehelich von II. Frau, Armenhaus, imbezill.
141			4		Jos Johann	1901	1902	aus II. Ehe, Idiot.
142			5		Tina M.	1910		aus III. Ehe.
143		G			Johann	1859		Hausierer, unzuverlässig, mißtrauisch.
					Heiser, Nora, Siglingen	1855	1910	kopul. 1880 aus Vagantenfamilie.
					Ruber, M., Bernau	?		aus Handwerkskreisen.
144			1		M. Erica	1881		kopul. 1900 mit J. Säger, Oberberg, ordentlich. 1 Kind.
145			2		M. Sara	1885		Armenhaus, kopul. 1902 mit Säger K., Schneiderin. 2 Kinder.
146			3		David Gustav	1883		Armenhaus, Hausierer, unzuverlässig.
					Markus, Erika, Nr. 226	1887		
147				a	David	1909	1909	
148				b	Joh. Gustav	1910		
149			4		Paul Sixtus	1888		Armenhaus, Hausierer, unzuverlässig.
150			5		Rosa	1890		Armenhaus, kopul. 1909 mit Säger Joh., unzuverlässig. 2 Kinder.
151		H			Elias	1861		Potator strenuus, Raufer usw.
					Wolzer, Sophie, Meierzell.	1846	1893	Potatrix, Vagant., gesch. v. Markus, P., Nr. 83.
					Wolzer, M. Rosa, „	1852		kopul. 1895, Potatrix, Witwe des Markus, A., Nr. 161.
152			1		Elias	1886		Armenhaus, imbezill, Sattler.
					Heiser, Nana, Siglingen	?		Vagantenkreis, miserable Heirat.
153, 54				a, b	2 Mädchen	1909, 1910		
155			2		Sophie M.	1895		aus II. Ehe, Armenhaus, imbezill.
156	II				David	1825	1863	solid, ehrlich, sparsam, kopul. 1843.
					Wolzer, Tina Maria, Meierzell	1827	1896	Hausiererin, Xantippe, später kopul. mit Markus Nr. 248.
157, 60		A—D			2 Knaben, 2 Mädchen		†	im Säuglingsalter.
161		E			Abraham	1852	1894	Potator, Vergiftung durch Salzsäure.

Stammbaum der Familie Markus (Fortsetzung).

Ordnungs-Nr.	Generationen 1	2	3	4	Deszendenten Namen	geb.	gest.	
					Wolzer, M. Rosa, Meierzell	1852		kopul. 1870, Potatrix, kopul. 1895 mit Markus, E., Nr. 151.
162			1		Maria Olga	1879		imbezill, Vagant., kopul. mit Markus, D. E., Nr. 103.
163			2		David Johann	1871		von Jugend an Lähmung der Beine, Potator.
					Säger, Margret, Oberberg	1873		kopul. 1893, Hausiererin, fleißig mittelbegabt, guter Charakter.
164				a	Rebekka	1895		
165				b	Olga	1877		,, ,, ,,
166				c	Rosa	1901		,, ,, ,,
167				d	Eva	1903		,,
168, 69				e, f	1 Knabe, 1 Mädchen	1898, 1908	†	im Kindesalter.
170			3		Jos Alex	1873	1900	Potator, Ehebruch.
					Wolzer, Zenza, Meierzell	1875		kopul. 1893, gesch. 1898, kopul. 1899 mit Wolzer J. El. Nr. 122.
					Markus, Nora, Nr. 56	1878		kopul. 1898, unsittlich, 1901 kopul. mit J. P. Wolzer Nr. 124.
171				a	Maria Rosa	1894		Armenhaus, imbezill, Zwergwuchs.
172				b	Maria Nana	1895		,, ,, schwerhörig.
173				c	Joh. David	1900		II. Ehe im Armenhaus.
174				d	Nora	1898	1898	II. Ehe.
175				e	Alois	1897		unehel. der Zenza 1. Frau, imbezill.
176				f	Joseph	1896		,, ,, Nora 2. Frau, imbezill.
177			4		Elias Kuno	1883		Armenhaus, schlechter Schüler, solid, sparsam.
178			5		Rascher, M. von Waldstatt Tina Margreth	? 1883		gute Heirat. Armenhaus, imbezill.
179			6		Eiler Gottlieb, Berg Gregor	? 1886		Händler, gute Heirat. 3 Kinder. Armenhaus, imbezill, Vagant.
					Markus, Clara Stella, Nr. 192	1886		
180				a	Franziska	1910		
181			7		M. Rosa	1877	1912	kopul. m. Markus, Abel, Nr. 112.
182, 83			8, 9		2 Mädchen	1882, 1888	†	im Kindesalter gestorben.
184		F			Elias	1851	1898	Potator, Raufer usw.
					Wolzer, M. Olga, Meierzell	?		kopul. 1868, abnorm, Vagant.
185			1		Tina Olga	1869		imbezill, abnorm, kopul. mit Markus, P., Nr. 9.
186			2		Olga	1878		imbezill, kopul. mit Markus, F., Nr. 43, psychotisch.
187—90			3—6		3 Knaben, 1 Mädchen	1884	†	im Kindesalter gestorben.

— 114 —

Stammbaum der Familie Markus (Fortsetzung).

Ord-nungs-Nr.	Generationen 1	2	3	4	Deszendenten Namen	geb.	gest.	
191			7		Elias	1884		Potator, Korrektionshaus, Vagant in Italien.
192			8		Clara Stella	1886		Armenhaus, z. begabt, kopul. mit Markus, G., Nr. 179.
193			9		Eva	1889		Armenhaus, imbezill, erotisch, kopul. nach Valle Fontana.
194		G			Jos David	1861	1910	Potator, Raufer, Konkubinat usw.
					Heiser, Nana, Siglingen	1859	1881	kopul. 1880, ohne Kind. ⎫
					Heiser, Sabina, Siglingen	1861	1886	kopul. 1882 ⎬ Schwestern aus Vagantenfamilie.
					Heiser, Fina, Siglingen	1866		kopul. 1887, unsittlich, gesch. 1899 ⎭
					Markus, Marg., gesch. Heiser, Nr. 8	1868		kopul. 1899, Konkubinat vor der Ehe.
195			1		David	1881		aus II. Ehe, Potator, Raufer usw.
					Wolzer, Nana, Meierzell	1884		Vagant.
196, 97					2 Knaben	1906, 1908	1910	als Kinder gestorben.
198				a	Sabina	1910		
199—203			2—6		1 Knabe, 4 Mädchen		†	im Kindesalter, davon 3 II. Ehe, 2 III. Ehe.
204			7		David Elias	1883		Potator, Epileptiker usw.
205			8		Johann	1888		aus III. Ehe, Hausierer.
206			9		Maria	1895		„ „ „ imbezill.
207			10		Rudolf	1899		„ IV. „ Vagant.
208			11		Josepha	1900		„ „ „ „
209			12		Lorenz	1902		„ „ „ „
210, 11			13, 14		1 Mädchen, 1 Knabe	1905, 1907		Vagieren mit den Wolzern herum.
212	III				Elias	1828	1881	Potator, Salzsäurevergiftung usw.
					Bamani, Zenza, V. Fontana	?	1875	kopul. 1845, Hausiererin, ohne Kinder.
213	IV				Maria Tina	1830	†	Hausiererin, unbescholten. 7 Kind.
					Rappa, Franz, Bernau	?	1875	Bauer, im Walde verunglückt.
214	V				Maria Nana	1831	1904	Hausiererin, unbescholten. 2 Kind.
					Stapfer Jos., Klingen	?	?	Potator, Glockengießer, amput. Hand.
215	VI				Johann	1832	1895	Flicker, Potator in II. Ehe. Vagant.
					Nero, Tina, Oberkirch	1826	1864	kopul. 1852, ehrlich, aus Bauernkreisen.
					Elster, Tina, Bernau	1853	1902	imbezill, aus Vagantenkreisen, ohne Kinder.
216		A			Abraham	1853	1879	Vagant, Diebstahl.

Stammbaum der Familie Markus (Fortsetzung).

Ord-nungs-Nr.	Generationen				Deszendenten			
	1	2	3	4	Namen	geb.	gest.	
217		B			M. Nora	1851		Vagant, aus I. Ehe geschieden, II. Ehe geschieden.
					Ringer, Jos., Zaralpen	?		Vagant, III. Ehe.
					Markus, David, Nr. 137	1858		III. Ehe.
218		C			M. Olga	1858		Hausiererin. 4 Kinder, Armut.
					Elster, Christ., Bernau	?		aus Vagantenkreisen.
219		D			Thomas	1872		Potator, Hausierer.
					Romano, Lea, V. Fontana	1873		Potatrix.
220			1		Thomas	1893		imbezill.
221			2		David Paul	1894		,, , reizbar.
222			3		Jos. Christ	1898		,,
223		E			David	1864	1904	Potator, Kaminfeger.
					Heiser, Ida, Siglingen	1852		kopul. 1882, Hausiererin, Tabakraucherin.
224			1		Joh. David	1884		Potator, Vagant, Konkubinat.
					Wolzer, Sabina, Meierzell	?		Vagab., streitsüchtig, Schwester psychot., Nr. 57.
225				a	David Joh.	1910		
226			2		Maria Erika	1887		imbezill.
			3		Markus, David Gust. Nr. 146	1883		
227					Friederika	1890		begabt und unbescholten.
			4		Säger, Th., Oberberg	?		kopul. 1908.
228					Agnes Nora	1893		Armenhaus, begabt.
229	VII				Sixtus	1838	1873	Musikant, roh, Phthisiker.
					Stapfer, Tina, Ollingen	1846	†	aus Vagantenkreisen, Phthisis.
230		A			David Johann	1860		Sonderling, roh, Frau Hysterica.
231		B			M. Olga	1862	†	Phthisika.
232		C			Jos. Friedrich	1865	1876	Phthisiker.
233		D			M. Sophie	1868	†	Phthisika.
234	VIII				Paul Edi	1841		Bauer mit kleinem Heimwesen.
					Brina F., Valle Fontana	?		kopul. 1863. 12 Kinder.
235		A			Sara	1864		hat 1889 ins Ausland geheiratet.
236			1		Beat	1888		unehelich.
237		B			Judith	1865		kopul. 1892 mit einem Bauer.
238		C			Tina M. Lea	1870		kopul. mit Wolzer. 5 Kinder.
239		D			Rosa	1873		kopul. 1896 mit einem Bauer.
240		E			Fritz	1876		hat sich einen andern Namen beigelegt.
241		F			M. Rebekka	1877		kopul. 1893 ins Ausland.

8*

Stammbaum der Familie Markus (Fortsetzung).

Ordnungs-Nr.	Generationen 1	2	3	4	Deszendenten Namen	geb.	gest.	
242		G			Paul Rudolf	1880	1896	im Walde verunglückt.
243–47		H–M			4 Knaben, 1 Mädchen		†	im Kindesalter gestorben.
248	IX				Jos Christian	1847	†	Potator, Musikant, Vagant, I. Ehe geschieden.
					Wolzer, Tina Nana, Meierzell	1827	1896	Witwe des Markus, Dav., Nr. 150
					Ruher Tina, Neuhofen	1864		kopul. 1883 aus Vagantenkreisen Xantippe.
249		A			Tina Maria	1865		kopul. 1884 mit Ruher, Edi, Neuhofen, Vagant.
250		B			Eda Maria	1883		aus II. Ehe, kopul. 1903 mit Wolzer David, Vagant.
251		C			Fritz	1885		schizophren, Diebstahl, Irrenhaus
252–54		D–F			1 Knabe, 2 Mädchen		†	im Kindesalter gestorben.
255		G			Abraham	1889		imbezill, Bauernknecht.
256		H			Jos. David	1890		„ , kopul. mit Wolzer.
257		J			Johann	1893		„
258		K			Josepha	1896		„ , Zwergwuchs.
259		L			Edi	1899		mittelbegabt, träge.
260		M			Sixtus	1895		imbezill.
261	X				Jos Gregor	1874		aus II. Ehe, Potator, Musikant.
					Berger, Anna, Berg			kopul. 1900.
262			A		Gregor Abraham	1900		begabt.
263			B		Johanna Tildi	1904		„
264, 65			C, D		2 Mädchen	1905	1905	als Säuglinge gestorben.
266	XI				M. Johanna	1875		aus II. Ehe, 1899 nach Ungarn verheiratet.

Erklärung der Unterstreichungen:
——— Vagantität.
 Potatorium.
·········· Geistige Abnormität.
-·-·- Verbrechen.
ıııııııııı Uneheliche Geburt.

Verlag von Julius Springer in Berlin W 9

Monographien aus dem Gesamtgebiete der Neurologie und Psychiatrie.

Herausgegeben von

M. Lewandowsky†-Berlin und K. Wilmanns-Heidelberg

*Heft 1: **Über nervöse Entartung.** Von Professor Dr. med. **Oswald Bumke.** 1912.
Preis M. 5.60 (M. 4.50)
*Heft 2: **Die Migräne.** Von **Edward Flatau** in Warschau. Mit 1 Textfigur und 1 farbigen Tafel. 1912. Preis M. 12.— (M. 9.60)
*Heft 3: **Hysterische Lähmungen.** Studien über ihre Pathophysiologie und Klinik von Dr. **H. di Gaspero,** I. Assistent an der k. k. Universitäts-Nervenklinik in Graz. Mit 38 Figuren im Text und auf einer Tafel. 1912. Preis M. 8.50 (M. 6.80)
*Heft 4: **Affektstörungen.** Studien über ihre Ätiologie und Therapie von Dr. med. **Ludwig Frank** in Zürich. 1913. Preis M. 16.— (M. 12.80)
*Heft 5: **Über das Sinnesleben des Neugeborenen.** (Nach physiologischen Experimenten.) Von Dr. **Silvio Canestrini,** Assistent der Nervenklinik in Graz. Mit 60 Figuren im Text und auf 1 Tafel. 1913. Preis M. 6.— (M. 4.80)
*Heft 6: **Über Halluzinosen der Syphilitiker.** Von Privatdozent Dr. **Felix Plaut,** Wissenschaftlicher Assistent der psychiatrischen Universitätsklinik in München. 1913.
Preis M. 5.60 (M. 4.50)
*Heft 7: **Die agrammatischen Sprachstörungen.** Studien zur psychologischen Grundlegung der Aphasielehre von Dr. **Arnold Pick,** Professor an der Deutschen Universität in Prag. I. Teil. 1913. Preis M. 14.— (M. 11.20)
*Heft 8: **Das Zittern.** Seine Erscheinungsformen, seine Pathogenese und klinische Bedeutung von Professor Dr. **Josef Pelnář** in Prag. Übersetzt von Dr. Gustav Mühlstein. Mit 125 Textabbildungen. 1913. Preis M. 12.— (M. 9.60)
*Heft 9: **Selbstbewußtsein und Persönlichkeitsbewußtsein.** Eine psychopathologische Studie von Dr. **Paul Schilder,** Assistent an der psychiatrischen und Nervenklinik der Universität Leipzig. 1914. Preis M. 14.— (M. 11.20)
*Heft 10: **Die Gemeingefährlichkeit** in psychiatrischer, juristischer und soziologischer Beziehung. Von Dr. jur. et med. **M. H. Göring,** Privatdozent für Psychiatrie in Gießen. 1915. Preis M. 7.— (M. 5.60)
*Heft 11: **Postoperative Psychosen.** Von Prof. Dr. **K. Kleist,** Oberarzt der psychiatrischen Klinik in Erlangen. 1916. Preis M. 1.80 (M. 1.45)
*Heft 12: **Studien über Vererbung und Entstehung geistiger Störungen.** I. Zur Vererbung und Neuentstehung der Dementia Praecox. Von Prof. Dr. **Ernst Rüdin,** München. Mit 66 Figuren und Tabellen. 1916. Preis M. 9.— (M. 7.20)
*Heft 13: **Die Paranoia.** Eine monographische Studie von Dr. **Hermann Krueger.** Mit 1 Textabbildung. 1917. Preis M. 6.80 (M. 5.40)
*Heft 14: **Studien über den Hirnprolaps.** Mit besonderer Berücksichtigung der lokalen posttraumatischen Hirnschwellung nach Schädelverletzungen von Dr. **Heinz Schrottenbach** in Graz. Mit Abb. auf 19 Tafeln. 1917. Preis M. 7.60 (M. 6.10)
Heft 15: **Wahn und Erkenntnis.** Eine psychopathologische Studie von Dr. med. et phil. **Paul Schilder.** Mit 2 Textabbildungen u. 2 farbigen Tafeln. 1918. Preis M. 7.60 (M. 6.10)
Heft 16: **Der sensitive Beziehungswahn.** Ein Beitrag zur Paranoiafrage und zur psychiatrischen Charakterlehre von Dr. **Ernst Kretschmer,** Tübingen. 1918.
Preis M. 14.— (M. 11.20)
Heft 17: **Das manisch-melancholische Irresein** (manisch-depressives Irresein Kraepelin). Eine monographische Studie von Stabsarzt Dr. **Otto Rehm.** Mit zahlreichen teils mehrfarbigen Tafeln. In Vorbereitung. Preis etwa M. 24.— (etwa M. 19.20)

Die für die Abonnenten der „Zeitschrift für die gesamte Neurologie und Psychiatrie" bestehenden Vorzugspreise sind bei jedem einzelnen Heft in Klammern angegeben.
Weitere Hefte befinden sich in Vorbereitung.

* Hierzu Teuerungszuschlag.

MIX
Papier aus verantwortungsvollen Quellen
Paper from responsible sources
FSC® C105338

If you have any concerns about our products,
you can contact us on
ProductSafety@springernature.com

In case Publisher is established outside the EU,
the EU authorized representative is:
**Springer Nature Customer Service Center GmbH
Europaplatz 3, 69115 Heidelberg, Germany**

Printed by Libri Plureos GmbH
in Hamburg, Germany